素食
健康
地球
與心靈

林俊龍 著

推薦序

尊重生命，愛護地球的素食新主張

釋證嚴

記得二十六年前，花蓮慈濟醫院剛要啟業時，我向醫務董事們宣布：「慈濟醫院是一所佛教醫院，當然只能提供素食。」在座的董事們也都隨聲附和。

二十六年過去了，全球人口數也從五十億急遽增加超逾七十億人口。有限的資源被貪婪的人類大量地攫取，全球最大的熱帶雨林——亞馬遜雨林正以每天砍伐一個足球場的面積，急速在消失。清出來的大片土地則是用來蓄養牲畜和種植大豆等經濟作物；人們用大豆餵養牲畜，牲畜又滿足了人類的口腹之欲。其結果是樹林植被快速減少，二氧化碳濃度升高，使得全球暖化愈演愈烈。

動物排放的甲烷，是全球暖化最大的「元凶」，因為甲烷分子的暖化效果是二氧化碳分子的二十五倍。而且製造肉食的過程中，會消耗大量的水資源。暖化造成的氣候變遷，三年前的「八八風災」，全臺民眾感受尤其深刻。數據顯示，現今臺灣颱風、暴雨的天數和規模已經是四十五年前的兩倍，預測未來二十年還會再增加一倍。科學家說，極端氣候將成為常態。

「全球暖化」已嚴重威脅著二十一世紀人類的健康，包括災變的醫療援助、水和空氣污染、糧荒與營養問題、傳染病肆虐等。因此，「節能減碳」不只救地球，也救了自己。而「節能減碳」最簡易可行的方式是素食，若能「素食八分飽」，留下來的兩分助人會更好。記得有位實業家聽了我的呼籲，回到公司就開始推動，他有兩百位員工，卻請外賣送一百六十份的素食盒餐，再將食物平均分配給兩百名員工。每個人都吃八分飽，不僅沒有廚餘，還將四十份盒餐的錢捐出來救人。這位實業家說，員工的身體比從前更健康，精神也更敏睿了。

地球是個大乾坤，而每個人的身體則是小乾坤，兩者息息相關；要疼惜天地萬物，就要減少砍伐和破壞，尊重面貌多樣的物種，使其遠離殺戮。而人的身體能夠摒絕肉食口欲，食用五穀青蔬，即是遠離高血脂、高血壓、高血糖的現代文明病。我們唯有推動素食新主張的體內環保，如此才能落實「愛惜地球、尊重生命」的理念。

在生活環境中，肉眼看不見的細菌很多，所以慈濟人出門都知道要攜帶「三寶」——環保碗、環保筷、環保杯。連肉眼看不見的細菌都要注意了，更何況是對那些血淋淋的肉類。這幾年來，口蹄疫、狂牛病、豬瘟、雞瘟一再的發生，不僅動物間會互相傳染，大量食用這些肉類，累積久了，潛伏的細菌就會使人致病，可見「病從口入」，許多疾病都源自於貪圖口腹之欲。因此，最好的預防之道就是「素食」——做好體內環保。

人類不吃動物，農牧業就不會大量豢養，牲口減少，就能將餵養牲畜的大豆、玉米等飼料，節省下來供應全球仍為饑餓所苦的索馬利亞、北朝鮮等民眾。牛、牲口減少，碳排放量跟著減少，才能減緩全球暖化的速度。

再以佛教的觀點而言，眾生平等，天生萬物都有生存的權利。萬物、牲畜，雖然外貌與人不同，但求生的意志與面臨死亡的驚恐、痛苦都是一樣的。提倡素食，也是為了尊重萬物的生命，保護自己的慈悲心、培養清淨大愛，若能如此，則不僅是體內環保，更是心靈環保。

慈濟醫療志業執行長林俊龍仁者，一向潛心於「科學素食」的研究，用心將寶貴的資料匯集成書，並列舉多位由葷轉素的醫師作見證。例如大林慈濟醫院血液腫瘤科的蘇裕傑醫師，體重原本破百，血壓飆高到一百九十，茹素並持之以恆的運動後，已經減少四十公斤，不但恢復年輕帥氣，精神體力也更好了。

總之，茹素好處多多，書中列出的料理方式，簡單易行，人人都可以作出美味又健康的素食。期待《素食健康‧地球與心靈》能普行於世間，讓人人都能擁有健康快樂的人生，並且引導大家散發出尊重生命、慈悲大愛之心。

值該書即將付梓，證嚴樂為之序，希望大家重視並勵行以素食為主流的飲食新主張，讓生命充滿健康與喜悅。

自序

素食，為自己，也為我們唯一的地球

佛教慈濟醫療財團法人執行長　林俊龍

我的醫療執業生涯在美國開始，幾年下來，我深深體會到心臟血管疾病的可怕。總是一而再、再而三地看到一些病人多次得病，面臨同樣的問題。臨床經驗中，罹患狹心症、心肌梗塞，或做過冠狀動脈氣球擴張術，甚至冠狀動脈繞道手術的病人，幾年之後，甚至於在短短的半年、一年之後再復發，第二次、第三次開刀的，腳上的血管拿光了，還要拿手臂上血管的情況，屢有所聞。慢慢地，我了解到現有的治療方式只是治標，沒有辦法抑止血管硬化的繼續產生，無法根本解決問題的所在。

就這樣，我開始深入地探討心臟血管疾病的預防，才發現導致心臟血管疾病的許多危險因子，不僅可以改善，而且改善的效果相當好。因此得到了如下的結論：要預防血管硬化、狹心症、心肌梗塞，需要徹底改變生活的形式，要從飲食、運動、戒菸、戒酒以及適度的休息著手。

了解到飲食是預防血管硬化最重要的一個因子以後，便開始在醫學文獻上蒐集資料，才又發現新鮮的蔬菜水果，尤其素食是最健康的飲食方式。不僅對於心臟血管疾病的預防有莫大的好處，還意外地發現了素食可以大幅降低癌症的罹患率。有了這些心得以後，一方面與親戚朋友分享，一方面自己就認真茹素。當時即使在美國，素食還是很罕見的，更何況是醫生。但茹素之後，自覺生理機能改善不少，不僅腸胃暢通、消化良好，以前常有的胃腸不適也沒有了。下午五、六點鐘到病房迴診的時候，再也不用拖著疲憊的腳步勉強完成，可以健步如飛，一點都不覺得累。

回臺灣後，又繼續看到病人面臨同樣的問題，覺得有必要把自己素食十幾年的心得與大家分享，所以著手寫書，感恩賢內助以及當時秘書游文君小姐的幫忙，《科學素食快樂吃》一書得以在二〇〇二年五月由天下文化與靜思文化合作出版，也陸續收到讀者們的回饋與肯定。

一晃眼又是十年過去了，因葷食而產生的畜牧產業蓬勃發展，導致全球溫室氣體上升、自然資源快速減少、極端氣候等，造成世界各地災難頻傳的惡性循環，影響人民生活。回歸源頭，只要放棄葷食、對口欲的執著，地球才有救，何樂而不為？而以我自己的經驗，以及對於靜思精舍的法師、慈濟志工們的近身觀察，素食不僅有益健康，也能清淨心靈，安定思緒，有助於心靈的健康。

因此在此書進行改版時，決定在原有的內容之外，納入素食對於地球、心靈的影響。感恩佛教慈濟醫療財團法人人文傳播室協助重新編輯，也感恩花蓮慈院營養科劉詩玉主任的校訂。希望這本書能幫助讀者以健康的方式生活、飲食，排除不正確的觀念，讓已經生活在廿一世紀的人類，能夠活得更健康、更自在，人禍不起，天災遠離。

身心環保護地球，素食養生是潮流；

清蔬鮮果少鹽油，健康延年更益壽。

目錄

第四篇　心靈的環保

第一篇

地球的環保

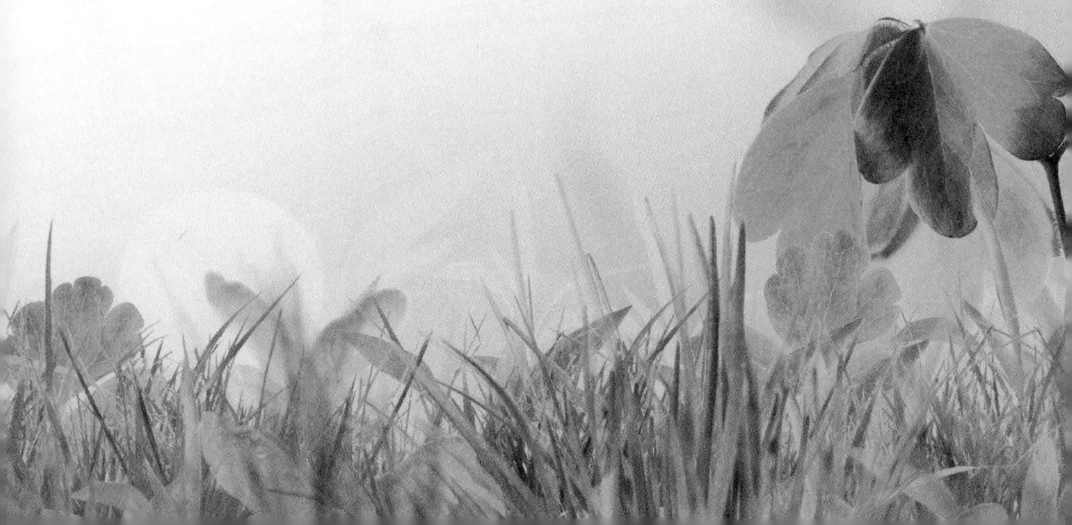

氣候異常，肇因口欲與貪婪

進入二十一世紀以來，極端氣候的現象在全球各地接續發生，也造成許多災情；例如，澳洲北部淹大水，南部卻乾旱；歐洲出現氣溫急降的超低溫寒流，凍死許多人；美國在中部降大雪，西部卻受暴風雨攻擊，在二〇一一、一二年頻頻出現龍捲風，許多人喪生、經濟損失慘重；泰國發生大洪水、日本的地震與海嘯同時發生、北極南極的冰山快速消融……一場又一場極端氣候造成的天災在不同國家發生。各領域專家們不斷地從事研究，想找出答案。

證嚴上人說：「一切災難來自於人心。」天災頻繁的發生，重口欲與貪婪的人類要負很大的責任。

的確，近十年來，從聯合國與衛生署的非營利組織提出具公信力的研究報告結果，在在顯示，畜牧工業化對地球造成的嚴重傷害，這些單位也一致提出——只要人們願意改變飲食習慣，放棄葷食，改為不吃奶蛋的植物性飲食生活，對於地球與人類本身的健康，都是最好的方式。

科學研究報告指出，氣候變化異常的主因是溫室氣體排放量不斷升高，而畜牧業是排放主要元兇；聯合國糧農署在二〇〇六年的報告《畜牧業巨大陰影》指出，畜牧產業排放了七十五億公噸的二氧化碳，占全球溫室氣體總排放量的十八%；但是，三年後，在二〇〇九年十一／十二月號《世界觀察雜誌》兩位世界環境專家發表一篇標題為〈畜牧和氣候變化〉的報導揭露了之前研究結果的低估，實際上，畜牧產業和肉奶製品、副產品的整個生產過程，每年溫室氣體排放量將近三百二十六億公噸，至少占了全球總排放量的五十一%！嚴重地導致地球暖化、氣候快速變異，只因為要供應人類想吃的肉奶製品，難怪報導的副標題提醒你我：「如果氣候變化的關鍵因素是——牛、豬和雞？」

報導中逐項清楚地解釋這之間的落差，研究發現〇六年的報告低估或忽略了許多跟畜牧業直接或間接的溫室氣體排放。〇六年報告的研究基礎在二〇〇〇年左右，當時以二百一十億隻動物計算碳排放，實際上該年全世界一年飼養與屠宰的動物數是五百億隻；還有，二〇〇二年的全球禽肉產量是七千兩百九十萬噸，而不只是三千萬噸……這些都影響畜牧產品溫室氣體排放量的計算。而這五百億隻動物的飼養，都是為了滿足人類的口腹需求而額外存在的，就像開車的碳排放量要計算一樣，這一年五百億隻動物活著時的呼吸量也應該計入。另外，除了二氧化碳，主要排放自動物糞便、動物腸內發酵出的氣體——甲烷，對於地球暖化的效應比二氧化碳嚴重七十二倍，也被嚴重低估。令人難過的是，進入二十一世紀的初期，每年被飼養與屠宰的動物數量，已達六百億隻了。

其他被忽略的溫室氣體排放包括：阿根廷境內為了放牧而砍伐的森林、養殖漁業、冷藏牲畜產品所需的冷媒（碳氟化合物），還有治療如豬流感等人畜共通疾病和動物產品所引起的其他疾病（像是心臟病和癌症）所使用的醫療資源都會製造高碳排量；牲畜產品的處理，皮革、羽毛和毛皮等副產品的生產、銷售、處理、包裝、運送；還有烹煮肉類所需的溫度通常高於烹煮非肉類食品的溫度，烹煮的時間也較長。這些都會製造溫室氣體。

兩位作者古蘭和安韓博士最後的結論是：扭轉氣候變遷最好的策略就是用豆製品或其他替代品取代肉品，「這比利用再生能源取代石油要快得多了。」

肉食的驚人代價

此外，資料顯示，為了製造一磅的漢堡牛肉，要砍掉五十五平方英尺的原始森林，才能開闢成飼養牛群的草原；要餵養牛隻二十一磅的麥子才能製造出一磅的牛肉，試想要種植並收成這些麥子要用去多少土地，多少水？而二十一磅的麥子可以餵飽多少飢餓的人？再說全世界所生產的穀類，三分之一被用來飼養動物，在吃肉多的先進國家像美國，七十％的穀類被用來餵食動物，試想把這些穀類給地球上飢餓的人，豈不是為這地球減少了許多災難？

空氣土地污染，水與森林消失

為了種植穀類、飼養動物，用於製造肥料及耕種田地，再加上屠宰場所用的機器，所耗損的能量是非常可觀的。據估計，在美國製造一磅的豬肉，要用掉五萬六仟瓦的電力，有人估計如果不用穀類來飼養動物的話，農村能源量的需求可以減少六十%。另外飼養動物也需用掉很多的水，一磅的豬肉要用掉四百三十加侖（合計一六一八公升）的水，在美國加州，三分之一的灌溉用水是用在種植穀類，以餵食牛隻。

另外，每個牧場裡動物排泄的糞便都是堆積如山，這些排泄物再加上屠宰場所產生的廢棄物，要造成多少污染？這些排泄物因含氮量高，促進藻類的繁殖而污染了寶貴的天然湖泊、河川，嚴重地影響飲水水源，另外從排泄物散發出的阿摩尼亞（氨氣），是造成「酸雨」的最大原因。

在拉丁美洲，從一九七〇年到現在，為了要種植草原來飼養動物，已經砍伐了二千公頃的原始熱帶森林，大約七十%的林地變成放牧地，等於可以吸收人畜平日呼出的二氧化碳的森林樹木非常少了。

全球鼓勵純植物性飲食，解決地球與能源危機

聯合國環境規劃署在二〇一〇年六月發表一篇報告《評估生產與消費對環境的影響：重點產品和材料》指出，農業生產，特別是肉類及乳製品，消耗了全世界七十%的淡水資源、三十八%的土地資源，並寫出「農業活動和食品消費是最重要的環境壓力來源之一，特別是棲地變遷、氣候變遷、水資源使用及有毒物質排放」、「全球人口預估將於二〇五〇年達到九十一億，而西方大量食用肉品跟奶製品的飲食方式，無法讓地球永續生存」、「肉奶製品的食用和全球化石燃料的消耗，對地球產生同樣的危

害，因為這兩者的消費幅度與經濟成長成正比」，結論是，聯合國倡言鼓勵「不要吃動物產品」，為了拯救地球免於氣候變遷和飢餓，全世界都應該改採純素飲食。

同樣地，總部在美國紐約的公共政策智庫「明朗綠化」（Brighter Green）機構提出針對各國與全球的一系列報導，探討的主題和結論也都類似。且畜牧肉品工業發達的結果是，美國的農業變成單一種植，一半的農地都用來種大豆和玉米給動物吃，只有小比例土地種植蔬菜，每年生產大豆和玉米需要使用超過一億噸的殺蟲劑和九十五億公斤的化學肥料，嚴重污染水源。諷刺的是，畜牧業的工業化反而使糧食供給出現不平衡，美國人民吃了過量的肉，現在三分之二的成年人和三分之一的兒童都有肥胖現象，是潛在的健康危機。

總而言之，地球的資源有限，但是人類為了肉食而飼養動物，要浪費非常多寶貴的自然資源，包括水、能源、土地、原始森林，臭氧層遭破壞、物種快速消失、甚至造成環境的嚴重污染、天然災害不斷產生。唯有推行素食，可以對地球的健康盡一分力，節省地球上的資源，且能夠解決全球飢餓、營養失調的問題，也才能夠保護我們生活的環境，讓我們的子子孫孫能夠繼續生活在乾淨、和平而且沒有污染的地球。

醫植健康米，下田護地球——大林慈濟醫院

脫下了純白工作服，醫護人員化身為農夫，下田體驗「汗滴禾下土」的滋味，並以行動保護地球。

二〇〇三年，大林慈濟醫院因為協助外籍配偶的孩子們做課輔，開始與嘉義縣大林鎮上林里合作社區營造計畫。上林里多從事農稼，地方上有許多大埤塘作為調洪灌溉之用，但部分埤塘遭人傾倒垃圾，造成環境污染，遭水泥封地，讓原本自然的大埤塘不再美麗，也讓里民憂心不已。恰逢大林慈院大愛農場需要長期耕作的土地，也為保護自然與生態，上林里就讓大林慈院承租了一甲兩分的農地。

自二〇〇六年至今，同仁們在前兩任院長林俊龍與簡守信的號召下，隨著時令，參與了大愛農場的春耕、夏耘、秋收、冬藏，同仁除了體驗下

田的樂趣外，更藉此機會帶著一家大小接觸大地。

二〇一二年五、六月連日大雨，大片慣行農法稻作倒伏，大林慈院的一期稻作，因使用無農藥無肥料的自然農法，從插秧開始就不灑化肥和農藥，生長環境不佳反讓稻子更強壯。為了讓每株秧苗有足夠空間成長，插秧時也將間距拉大，艱困的環境和寬闊的成長空間，讓稻作扎根較慣行農法深廣，即使颱風侵襲還能屹立不搖，不僅吃起來香Q，還可避免蟲害，產量也達一定水準。

大愛農場還在四周圍種植花卉做綠美化，讓原本髒亂的景觀為之改變。到了收割時刻更了解「誰知盤中飧，粒粒皆辛苦」的感嘆。除了珍惜豐收後的米糧，更要推動健康飲食，因為植物性食物最環保。當地產當地銷，是低食物里程，消耗較少的二氧化碳，也當季食用，是最環保又健康的飲食方式。

而且，一顆顆稻米也將化身每年年終慈濟舉辦歲末祝福時，「福慧紅包」上代表一生無量的稻穗，和全世界慈濟人與會眾結緣，祈求天下平安無災難。

文／曾雅雯、江珮如

輕素食譜

廚餘變佳餚，幸福惜福料理

花蓮慈濟醫院營養科

「什麼?果皮也可以變成美味可口的煎餅！」為了解決家庭惱人的廚餘問題，二〇一一年二月二十二日營養師節，花蓮慈濟醫院營養師團隊發揮巧思，舉辦「搶救食物大作戰」活動，邀請營養科主廚余春櫻，以「減少廚餘」和「再利用」的概念，將平日習慣丟棄的果皮、葉菜和廚餘食材變身成可口美味的佳餚。

營養師運用白蘿蔔梗、胡蘿蔔皮、芹菜葉、豆渣、切邊後剩下的老薑與薑皮等，平常在做菜時習慣摘除或直接丟棄的食材，製作成「鮮炒蘿蔔頭」、「素鬆小丸子」、「家常煎餅」、「麻油薑飯」等美味佳餚，鼓勵民眾不要浪費每樣珍貴的食物，也為環保盡一分心力。教學過後現場還有試吃活動，吃過的民眾都豎起大拇指稱讚，紛紛圍著營養師請教該如何挑選食材。

張慧芳營養師表示，白蘿蔔是臺灣一年四季常見的食材，但蘿蔔梗與蘿蔔皮卻是家中常見的丟棄食材，其實蘿蔔梗含有豐富的纖維質、維他命C以及硫化礦物質，除了可以降低膽固醇，還能減少細胞氧化，具有很好的防癌作用。而利用豆渣、胡蘿蔔皮、芹菜葉所製作而成的家常煎餅，其中豆渣所含熱量很少外，豐富的纖維成分可促進體內膽固醇的代謝，降低膽固醇的吸收，加入富含胡蘿蔔素的胡蘿蔔皮以及含有十多種營養素的芹菜葉，不但營養滿分更能增加口感、配色與香氣。

此外，林惠敏營養師特別介紹衛生署最新公告的「每日飲食指南」、「素食飲食指南」的十二項原則，宣導的均衡攝取六大類食物及少油炸、少脂肪、少醃漬、多喝開水外，特別強調應避免含糖飲料及每日最好至少攝取三分之一全穀類食物。同時也提醒民眾注意食品來源標示，符合衛生安全才能吃得健康。

「八分飽、兩分助人好；零廚餘，健康又環保。」高瑞和院長表示，在臺灣很多人會把吃不完的剩飯、剩菜通通倒入廚餘桶，依照統計，平均每五口食物，就有兩口被丟進廚餘桶，造成每年高達一百八十萬公噸的廚餘量，用一公尺高的廚餘桶裝，可以堆出一千零一十七座聖母峰。面對糧食的浪費與飢荒，高院長也分享就醫學、健康觀點來說，吃八分飽是最符合身體的需求，將二分食物化為愛心，留給需要的人，也不會造成廚餘問題。

在「二二二」營養師節這天，高院長特別感恩營養師的用心，發揮專業良能分享「食材再利用」的概念，並且朝向在生活中落實「零廚餘」的目標，與民眾一同用行動愛地球。

文／彭薇勻

鮮炒蘿蔔頭

材料：白蘿蔔的葉梗

調味料：適量的薑、胡椒粉

作法：

1. 將白蘿蔔的葉梗洗淨，用鹽水浸泡約三十分鐘。
2. 稍加搓揉去澀後，略洗去鹽水，切成丁狀。
3. 薑於油鍋爆香，放少許胡椒粉調味拌炒後，有意想不到的「雪裡紅」般的鮮美滋味。

惜福家常煎餅

材料：胡蘿蔔皮、芹菜葉、蒸熟的豆渣、少許麵粉

調味料：少許鹽、醬油膏

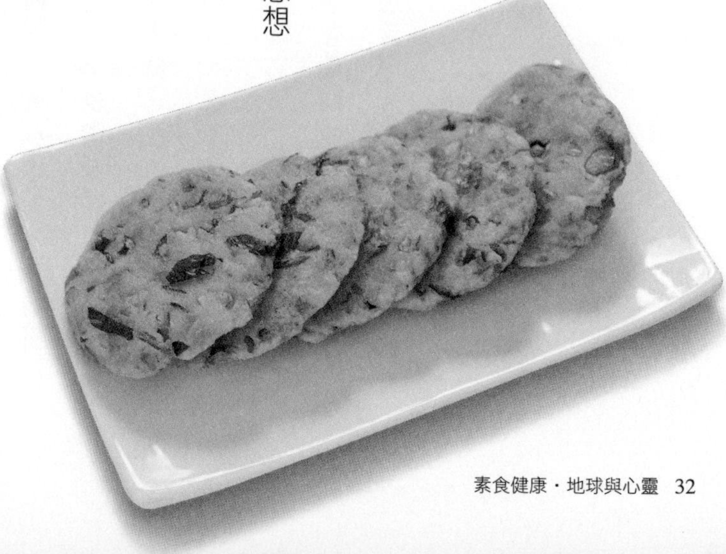

作法：

1. 胡蘿蔔皮、芹菜葉剁碎，混合蒸熟的豆渣，加上少許麵粉與鹽拌勻，一個個壓成略有厚度之扁平圓盤狀。
2. 以小火煎熟至兩面呈金黃色即可。
3. 食用前可加醬油膏調味，適合當早餐或點心。

素鬆與素鬆小丸子

材料：磨豆漿剩餘的豆渣

調味料：適量的（辣）豆瓣醬或素蠔油、糖、鹽

作法：

1. 將磨豆漿剩餘的豆渣蒸熟。
2. 蒸熟的豆渣放入油鍋內乾炒約三十分鐘。
3. 添加（辣）豆瓣醬或素蠔油，少許糖、鹽等調味料，就是美味省錢又好

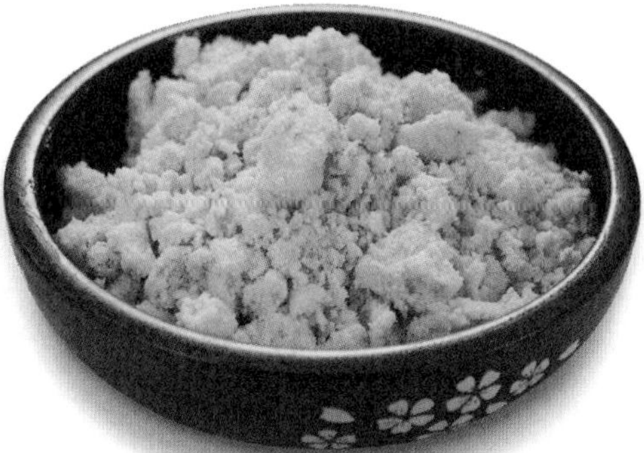

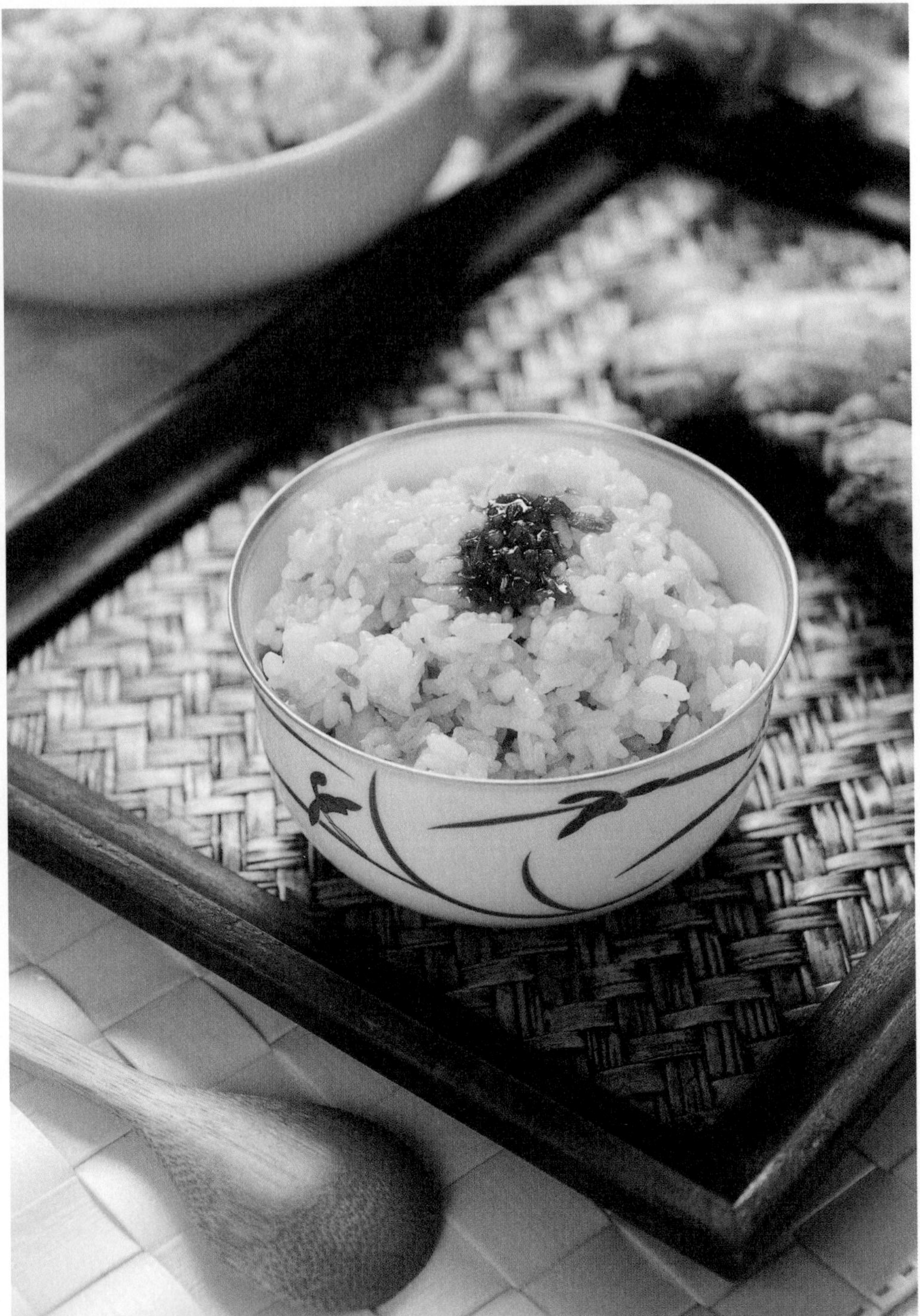

吃的素鬆。

4. 如果家中有剩飯，即可拌入素鬆，捏成可愛的素鬆小丸子，作為早餐或野餐點心都很方便。也可以當成親子活動，全家一起捏製。

麻油薑飯（慈濟人暱稱「師公飯」）

材料： 新煮白飯或剩飯預熱、切邊後用剩的老薑或薑皮

調味料： 芝麻香油、醬油

作法：

1. 適量老薑洗淨後，不去皮，切成細末備用。
2. 熱鍋放芝麻香油，拌炒薑末至顏色稍微變黃變深後，加入適量的醬油，以小火拌炒，製作成麻油薑醬料。
3. 依照一比十的比例，混合麻油薑與熱白飯，拌勻即可食用。
4. 也可作成飯糰狀，方便外出攜帶。

第二篇

素食與健康

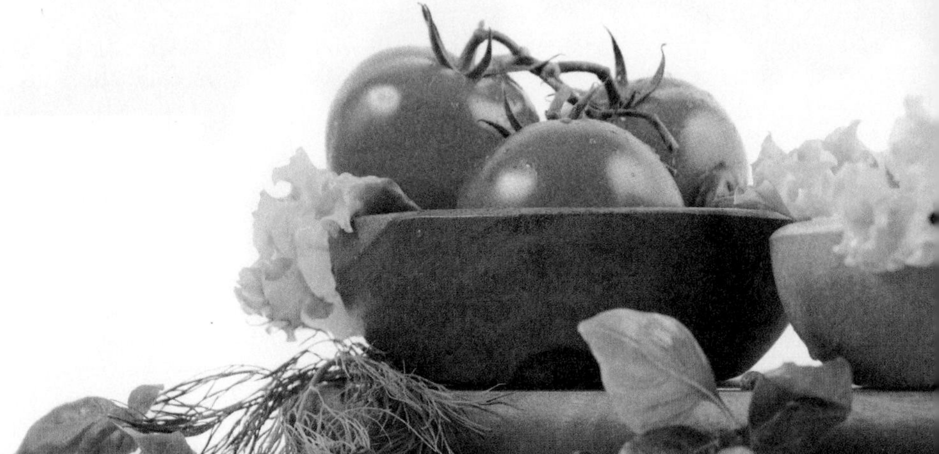

第一章

食物與人體

人體的化學成分

人體的化學成分，不外是水、醣類、脂肪、蛋白質、維生素和礦物質（包括鈣、鈉、鉀、鎂、磷等等）。其中水是最主要的成分，約占人體體重的六十％，另外的二十％是脂肪，剩下的二十％才是由蛋白質、醣類、維生素和骨頭裡的鈣質及其他礦物質等所組成。人體所有的組織、器官及系統，都是由這些蛋白質、脂肪、醣類、水分加上礦物質，以不同的比例所組成的。譬如同屬於消化系統的肝臟、胰臟、胃、腸、食道等，在這些器官的構造裡，脂肪、蛋白質的比例就大不相同，這些不同成分比例所組成的各種器官，就負責執行種種不同的功能，這也就是人體能夠執行許多複雜功能的基本架構。

食物中的養分

食物中，人類可以攝取而用來維持生命、修護器官、組織或促進生長的東西，叫做養分。而養分依照其組成構造，分成六大類：礦物質、水、醣類、脂肪、蛋白質和維生素。

礦物質和水的組成分子較為簡單，屬於無機物。其他四類的養分——醣類、脂肪、蛋白質及維生素，比較複雜，除了氧與氫以外，還含有碳，碳是所有生物都含有的，因此這四種養分都叫做有機物。

基礎六大類養分的功能與特性

一、礦物質

化學上來說，礦物質是所有養分裡面最簡單的一種，因為它的分子是由相同的原子所組成的，結構相當穩定，所以不管燒也好，煮也好，都不會改變它原來的結構，是用來建造其他物品的基本單位，所以化學上，稱做元素。譬如食物中所含的鐵質，在煮熟後，被消化、吸收，變成紅血球裡血紅素的一部分，當紅血球被破壞，或鐵質流失到體外（如腸胃道或子宮出血）時，鐵質仍然保持不變。這種養分是身體無法製造的，一定要從食物中攝取。

人體裡的礦物質，含量較高的，有鈣、鈉、鉀、鎂、磷等，在新陳代謝的過程中扮演非常重要的角色。其他含量較低的，像鐵、碘、氟、矽、鎳、硼、錫、鋅、硒、銅、鈷、鉬、鎳、鉻、錳等，叫稀有元素，是人體裡許多酵素不可或缺的成分，在新陳代謝的過程中，更是非常重要的一員，缺乏時會造成種種疾病。另外有些礦物質，特別是重金屬，像銀、汞、鉛、鋇、鎘、砷等，雖然在正常的新陳代謝過程中並不扮演重要的角色，但是在人體裡囤積太多，會造成中毒的現象，影響器官的運作，也會導致種種疾病的產生。

二、水

水是另一個簡單的養分，由兩個氫原子和一個氧原子結合而成。它不僅僅是每個細胞裡面最重要的成分，還負責溶解及沖淡其他化學成分，它更是很好的媒介，攜帶養分，均勻地分布到身體的各個部門。要是沒有了水分，身體裡所有的新陳代謝過程會全面癱瘓，沒有一樣可以進行，它是食物中，也是身體裡，含量最高、最重要，更不可或缺的養分。

成人體重的五十五％至六十％是水分，水分是身體無法自行製造的，一定要從食物中攝取，而且體內的水分，每天會流失大約體重的六％，不僅是從大小便中流失，還時時刻刻從皮膚及呼吸道中揮發，若是再加上發燒、流汗或者有嘔吐、腹瀉的現象時，那麼水分的流失就更嚴重，要是不予補充，很容易造成脫水甚至於休克的情況，嚴重時會導致死亡。

三、醣類

食物中所含的醣類，為單醣及多醣兩種，除了單醣以外，包括雙醣、肝糖、以及澱粉，都要在腸胃道裡經過消化酵素分解成構造簡單的單醣後，才能夠被腸胃道吸收，進入體內，加入新陳代謝。

1. 單醣及雙醣類

它們原子的構造比較簡單，只含有一個或二個碳原子環，含一個碳原子環的叫單醣，像果糖、葡萄糖、半乳糖即是；由兩個單醣再串聯組成的，也就是含有二個碳原子環的醣類，叫雙醣，像蔗糖（sucrose）是葡萄糖與果糖串聯組成的、乳糖是葡萄糖與半乳糖串聯組成的、麥芽糖則是兩個葡萄糖串聯組成的。

單醣，特別是葡萄糖，在新陳代謝的過程中扮演非常重要的角色，它是身體裡面供給細胞能量的最主要物質，血液中葡萄糖含量過低，會造成全身細胞能量不足，沒有辦法進行新陳代謝，影響所有器官的功能，有非常嚴重的後果。

2. 多醣

多醣是由許多葡萄糖分子串聯而成，在營養學上最主要的多醣類有三種：肝糖、澱粉及纖維質。

．肝糖

肝糖是動物體內用來貯藏能量的媒體，它分解後，可以產生許多葡萄糖，以供給新陳代謝所需及能量。肝糖主要貯藏在動物的肝臟及肌肉中，所以植物食品中不含肝糖，動物食品中含量也不多。

．澱粉

澱粉是成千上萬的葡萄糖分子連結起來的，是植物貯藏醣類的主要方式，也是提供全世界人口身體能量最主要的來源，食品中澱粉含量較高的，以五穀根莖類為主，如米、麥、玉米等等。

．纖維質

纖維質是植物食品中所含的多醣類，不過人類的消化酵素無法分解它，所以不能夠變成單醣，不會被腸胃道吸收，但是它在食物中卻有保持水分、維持黏性、吸收膽汁的功能，更是提供腸道裡細菌發酵的主要材料。

食物中的纖維質雖然不被吸收，但是卻可以控制體重、促進腸胃功能、提供糞便的容積量，並可以降低膽固醇、預防大腸癌，和幫助血糖的新陳代謝，是食物中非常重要的成分。

四、脂肪

在營養學上，脂肪包括三酸甘油酯、磷脂和固醇類，食物中所含的脂肪，以三酸甘油酯為最多，約占九五％；磷脂和固醇類雖然合起來只占五％，卻是細胞膜最主要的成分，也是製造多種激素、維生素以及膽汁的主要原料，是人體不可或缺的養分。

1.三酸甘油酯

三酸甘油酯是食物脂肪中含量最高，最重要的一種，也是供給身體能量的重要燃料，更是多種激素的原料，另外，還時常伴有脂溶性的維生素，像A、D、E、K等，並含有香料，常是製作食品香味的最主要來源。

甘油的分子是由氫、氧及碳三種原子所組成的，而其中含有三個脂肪酸的叫做三酸甘油酯。三酸甘油酯除了供給能量以外，對人體亦有保溫的作用，因為脂肪是熱的不良導體，另外，一層層的皮下脂肪，可以保護皮膚以及體內的臟器，不受外來震動所損傷。

脂肪酸是由碳原子串聯而成，脂肪酸所含碳原子的數目是偶數，又因所含脂肪酸的碳原子數目而成短鏈脂肪酸（二至六個碳原子）、中鏈脂肪酸（八至十二個碳原子），以及長鏈脂肪酸（十四至二十四個碳原子），食物中所含脂肪酸大多數是長鏈脂肪酸。

脂肪酸因其中碳原子與碳原子中間所含的氫原子是否飽和而有所不同，所以分為飽和脂肪酸與不飽和脂肪酸；而不飽和脂肪酸又分為：只差一個氫原子的單元不飽和脂肪酸及差許多個氫原子的多元不飽和脂肪酸。

一般的植物油及魚油大多含有多元不飽和脂肪酸，唯有熱帶果實所含的油（如：棕櫚油及椰子油等）是例外，含有高量的飽和脂肪，而橄欖油及芥花油則含高量的單元不飽和脂肪酸，動物性的脂肪，像豬油、牛油等，大都含飽和脂肪酸。

一般說來，在室溫下，飽和脂肪酸呈固體，不飽和脂肪酸及單元不飽和脂肪酸呈液狀。

人體沒有辦法製造兩種脂肪酸：亞麻油酸是在第六個碳原子有不飽和現象的叫做Omega-6，而次亞麻油酸則是在第三個碳原子有不飽和現象，叫做Omega-3。這二種脂肪酸一定要從食物中獲取，所以又稱為必需脂肪酸。

這二種脂肪酸在身體裡功能不少，是製造好幾種激素必要的材料，幫忙控制血壓及控制血液的凝固，並幫助膽固醇的新陳代謝，還可以影響身體對發炎反應的產生以及免疫的形成等等。缺乏這二種脂肪酸會造成皮膚病、視力減退以及種種的神經病變，但是因為在植物油或魚油中這兩種脂肪酸的含量都很高，所以得這種缺乏症的人很少。

2. 磷脂

磷脂是製造細胞結構的重要原料。磷脂的結構很像三酸甘油酯，只是第三個脂肪酸被磷酸物所取代，重要的磷脂有卵磷脂等。

磷脂可以溶於油與水，所以可用來讓油與水混合在一起，磷脂是細胞膜非常重要的成分，可以讓脂肪容易地進出細胞，還可以作乳化劑，讓其他的脂肪能夠均勻地分布在細胞裡。在蛋、肝、豆類裡，磷脂含量甚高。

3. 固醇類

固醇類包括膽酸、男女性激素、腎上腺激素、維生素D以及膽固醇本身。雖然植物食品中含有固醇類的東西，但是只有動物性食品才含有膽固醇，尤其像動物的內臟以及蛋黃等，膽固醇的含量特別高。

膽固醇是細胞膜最主要的成分，人體內九十％以上的膽固醇都是在細胞膜上面。膽固醇也是製造多種激素、維生素以及膽汁的主要原料，除了從食物中吸收而來外，肝臟亦可以製造，事實上，肝臟所製造的膽固醇要遠比從食物中獲得的來得多。

五、蛋白質

蛋白質，除了氧、氫、碳以外，還有氮，所以是最複雜的養分。蛋白質是由許多胺基酸串聯而成，胺基酸有二十種，而其中有九種是人體不能自行製造，一定得靠食物來供應的，叫做必需胺基酸。

六、維生素

現在我們知道的維生素總共有十三種：維生素A、D、E、K是脂溶性的，維生素C及八種維生素B則是水溶性的。醣類、脂肪及蛋白質，都是在新陳代謝後可以產生能量的養分，維生素則不同，它不僅分子小，需要量也少。維生素不提供能量，卻是身體執行新陳代謝功能時不可或缺的一部分。

一般說來，有機的養分像醣類、脂肪、蛋白質，進入消化道中被消化後，變成簡單的醣類、脂肪酸及胺基酸，然後被吸收進入體內。它們可以用來修補破損的組織器官、做其他組織器官的材料，或者與氧結合，供給身體所需的能量，這個過程就稱為新陳代謝。

醣類、脂肪及蛋白質的新陳代謝，需要多種不同、而且是特定的酵素，要是因為先天遺傳的關係，身體沒有能力製造某種酵素時，就會造成許多新陳代謝中間產物的囤積，因而影響器官的功能而導致疾病，像肝醣儲積症、黏多醣症及脂肪代謝不良等等。

各種維生素有它特定的功能，在人體內種種新陳代謝的過程中，扮演非常重要的角色，缺乏時會產生各種疾病。

維生素的功能及需求量

種 類	溶解性	主要功能	缺乏時會產生的疾病	每日所需量
維生素A	脂溶	幫助細胞發育（尤其表皮細胞）、幫助骨頭發育、形成視網膜色素、幫助免疫系統	夜盲、貧血、皮膚炎、骨骼發育不良	1,000毫克（300IU）胡蘿蔔、葉菜類、瓜類
維生素B1	水溶	促進新陳代謝	腳氣病、心臟擴大衰竭、水腫、肌肉萎縮無力	1.5毫克 糙米、全麥食物、豆類
維生素B2	水溶	能量的新陳代謝、維護視力、皮膚	口角炎、舌頭炎、皮膚炎、結膜炎	1.7毫克 糙米、綠色蔬菜、全麥食物
維生素B3（或稱菸鹼酸/尼古丁酸）	水溶	新陳代謝、支持皮膚、神經系統及消化系統	腹瀉、昏暈、皮膚炎、無力、精神錯亂	19毫克 全麥食物、糙米、豆類
生物素(Biotin）	水溶	脂肪、胺基酸及澱粉能量的新陳代謝	噁心、食慾不振、憂鬱症肌肉無力、皮膚乾燥、皮膚炎	30-100毫克 蔬菜、水果
維生素B5(泛酸）	水溶	能量的新陳代謝	失眠、無力、嘔吐	4-7毫克 蔬菜、全麥食物

種　類	溶解性	主要功能	缺乏時會產生的疾病	每日所需量
維生素B6	水溶	製造紅血球、胺基酸及脂肪之新陳代謝	貧血、抽筋、皮膚炎、舌頭平滑、口角破裂	2.0毫克 綠色蔬菜、水果、糙米、全麥食物
葉酸 (Folic Acid)	水溶	造血、製造DNA	貧血、腹瀉、憂鬱症、昏亂無力、精神錯亂	200毫克 綠色蔬菜、豆類
維生素B12	水溶	造血、促進新細胞形成	惡性貧血、舌頭平滑、無力、癱瘓、神經退化、皮膚過敏	2毫克 營養酵母、強化B12穀物
維生素C	水溶	膠質的合成、促進胺基酸新陳代謝、抗氧化劑	貧血、壞血病、皮膚粗糙、出血、肌肉退化	60毫克 蔬菜、水果
維生素D	脂溶	促進鈣質、磷質吸收、強化骨骼	軟骨症、低血鈣、低血磷、肌肉鬆弛	10毫克(400IU) 陽光照射
維生素E	脂溶	抗氧化劑、穩定細胞膜	貧血、（紅血球破壞）、神經功能不良、乳房纖維化	10毫克(15IU) 植物油、水果、蔬菜
維生素K	脂溶	製造凝血劑、幫助造骨	出血	60-80毫克 綠色蔬菜

輕素食譜

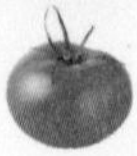

活力鮮果蔬食

大林慈濟醫院營養組

蔬果沙拉

料理設計：營養師／張桂華

材料：小番茄三十克、芒果三十克、哈密瓜三十克、火龍果三十克、生菜葉三片、小黃瓜三十克、全麥吐司一片、葡萄乾五克、無蛋沙拉醬

作法：

1. 將小番茄、芒果、哈密瓜、火龍果、小黃瓜洗淨切小丁備用。
2. 將吐司切丁，並於烤箱中烤五分鐘。
3. 生菜葉墊底，再放入所有食材。
4. 淋上無蛋沙拉醬即可。

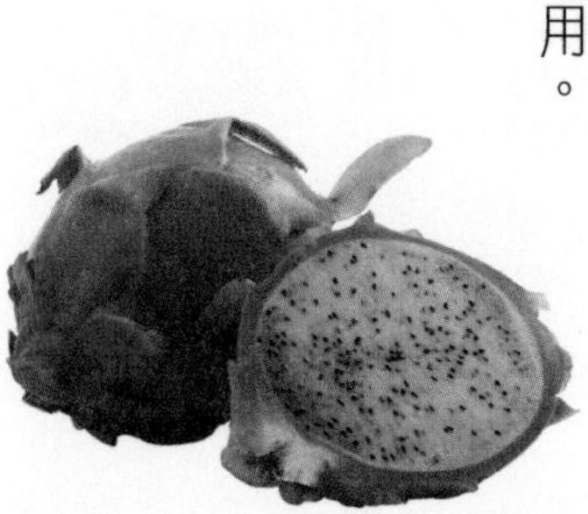

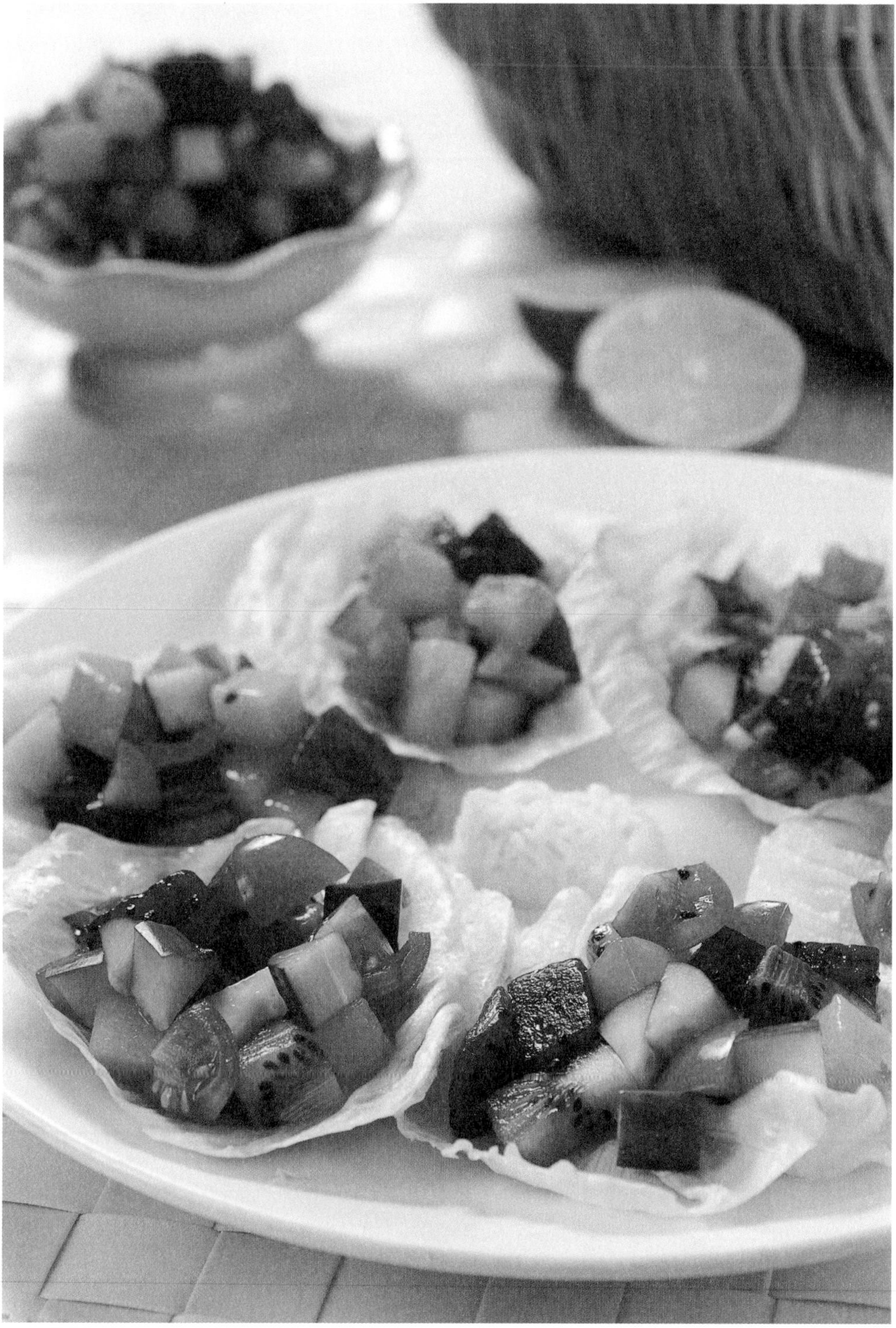

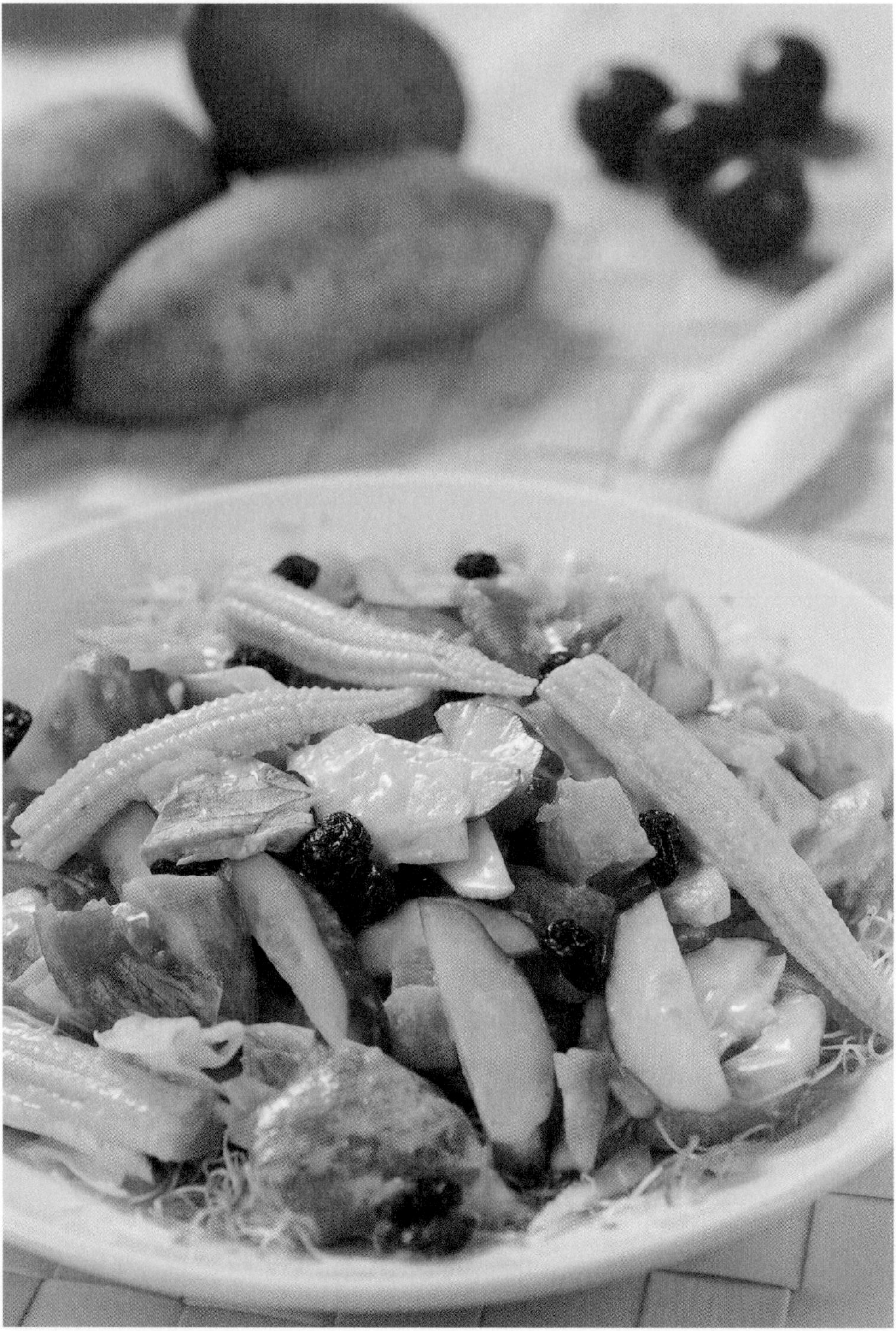

地瓜泥沙拉

料理設計：營養師／呂淑茵

材料：地瓜半顆（約三百至四百克）、紅番茄大的半顆，小的一至二顆、美生菜三～四片、小黃瓜半條、玉米筍三根、苜蓿芽適量、葡萄乾適量

沙拉醬：粗粒味噌或其他味噌一小匙、無糖蘋果醋一大匙、無蛋沙拉醬一茶匙、橄欖油三分之一匙

作法：

1. 將沙拉醬料的所有材料打勻，呈現可口的淡黃色泥，即為沙拉醬。
2. 地瓜半煮熟後放涼，切丁備用。
3. 紅番茄以熱水燙過去皮，放涼後切片備用。
4. 其餘材料洗淨，小黃瓜切片、玉米筍從中對切成兩半。
5. 所有蔬菜拌勻，淋上沙拉醬，灑上葡萄乾即可。

第二章

身體的環保

戒除三害：菸、酒、檳榔

抽菸的危害

酒精的危害

檳榔的危害

【輕素食譜】養生精進料理——花蓮慈濟醫院營養科、中醫部

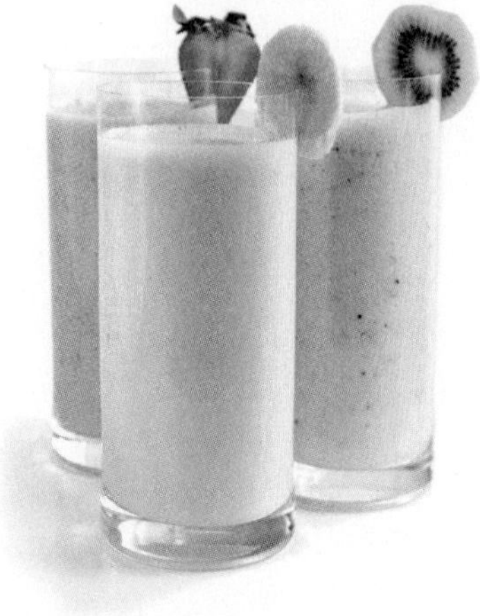

戒除三害：菸、酒、檳榔

人類的身體就像是一個小宇宙，裡面雖然應有盡有，但是資源有限，用完了不能再生，所以要活得長久，就要好好地珍惜身體裡面的每一種器官、每一種組織、甚至於每一個細胞。

而要避免各種細胞、組織、器官、系統的損害，維持其正常運作，最重要的就是保持一個乾淨的環境，讓身體裡面的每一個部門，能夠好好地新陳代謝，發揮它正常的功能。所以人體內部的環境保護是非常重要的課題。

身體的環保，首先要做的，就是要避免引進對身體有害的毒素，如抽菸、喝酒、嚼檳榔等，這些有毒的物品引進體內，直接傷害了各種細胞、組織、器官，影響了它們的正常運作，因而減少壽命。

抽菸的危害

抽菸對身體造成的傷害，不勝枚舉，大概可分成下列幾大類：

致癌因子

菸草是很強的致癌因子，它不僅造成無數的食道癌及呼吸道癌，像口腔癌、喉癌、咽癌、支氣管癌及肺癌等，它還會造成其他部位的癌症，像胰臟癌、腎臟癌、膀胱癌及子宮頸癌等等，即使戒了菸，還得等上好幾年，罹患這些癌症的或然率才會減低，癮君子千萬不可掉以輕心。

血管硬化

抽菸導致嚴重的血管硬化，造成腦中風、心狹痛、心肌梗塞以及周邊循環不良，尤其合併其他危險因子，像高血壓、糖尿病或高血脂時，則罹患血管硬化的情形就更為嚴重。

呼吸道疾病

抽菸是導致慢性呼吸道疾病的主要原因之一。由於抽菸對氣管、支氣管長期的刺激，影響了呼吸道正常的運作而引發咳嗽、多痰的現象，久而久之造成慢性肺部疾病，像肺氣腫、慢性支氣管炎等等，甚至氣喘。還會降低肺臟對於細菌的抵抗力，而容易產生肺炎，造成死亡。

上癮的毒素

尼古丁是可以造成上癮的毒素，與嗎啡或者毒癮沒有兩樣，菸草中的尼古丁很容易令人上癮，對於身心影響至鉅，戒除相當困難。我們曾經看過氣切的病人，經由氣切口仍然要繼續抽菸，可見上癮之深，要完全戒除談何容易。美國著名的諧星鮑勃霍普（Bob Hope）曾經說了一個笑話，他說戒菸其實相當容易，因為他已經戒了廿七次了，一點困難都沒有。

骨質疏鬆

研究證據顯示，抽菸會大大地增加得骨質疏鬆症的機會。

影響胎兒

孕婦抽菸易影響胎兒而造成早產，甚至容易流產，並影響嬰兒出生後的發育，增加嬰兒猝死率，因此孕婦實在不宜抽菸。

中耳炎等疾病

二手菸會增加得肺癌及心臟血管病的機會，亦可造成中耳炎、支氣管炎及肺炎並導致氣喘。

危及社會

此外，抽菸對於整個社會也是很有風險的行為。例如，易引發火災。

抽菸引起的火災占所有火災的四分之一，抽完菸後沒有完全弄熄的菸蒂，更常是引起火災的主要元凶，造成死傷人數極多，所以要徹底預防火災之發生，更要從全面戒菸著手。此外，抽菸也導致醫療浪費。據估計光是一九九三年一年內，因抽菸引起的疾病所需要的醫療費用就有五百億美金；到了一九九八年，醫療費增加到七百五十五億美金；在臺灣，因吸菸導致疾病的醫療費用，每年健保支出超過新臺幣三百億元。相對地，只要能戒除，就能有效避免抽菸導致的疾病和死亡率。

酒精的危害

喝酒對於身體的影響亦是非常廣泛，當酒精進入人體以後，遍布各器官，其中最明顯的是造成腦部、心臟、肝臟、胰臟的傷害，簡述如下：

神經系統

少量的酒精就可影響一個人的判斷力、平衡以及思考，血中濃度再高些，尤其是合併使用其他鎮靜劑的話，會引致昏迷，甚至全身癱瘓而造成死亡。慢性酒精中毒常造成神經細胞的改變，而有上癮的現象，換句話說，喝酒上癮的人，不喝酒就沒有辦法正常運作了。慢性腦神經細胞酒精中毒影響很廣，從記憶力衰退、腦神經麻痺、戰慄、甚至於精神錯亂，都可能發生。

十％至十五％的病人，長期飲酒會產生周邊神經病變，雙手雙腳麻木、疼痛，主要是因為維生素B1缺乏，以及酒精直接的毒性破壞神經細胞所引起的，治療方法除了戒酒以外，就是使用維生素B1。另外，酒精上癮的病人要是不喝酒，會產生流汗、戰慄、精神錯亂、甚至於抽搐等症狀，叫做酒精戒斷症侯群，需要馬上治療，否則有生命危險。

營養的吸收

一公克的酒精可產生七大卡的熱量，所以是一種高熱量的醣類，而且酒裡又不含身體所需的其他重要養分，像礦物質、蛋白質、維生素等，因此酗酒的人常有營養不良的現象，尤其是維生素B以及多種礦物質的缺乏。

維生素B1的缺乏會造成貧血，心臟、肝臟以及腦部的病變，會有記憶力衰退，精神異常甚至引起痙攣的現象，礦物質的缺乏也會導致肌肉無力、抽筋以及各種器官功能的喪失。酒精還會影響葡萄糖的新陳代謝，造成血糖過低的現象以及酸血症。

消化系統

由於酒精直接的接觸，會造成食道及胃壁的發炎，引致胸痛、腹痛、噁心、嘔吐，甚至上消化道出血，酒精還會抑制營養及維生素的吸收，造成下痢，並直接與胰臟中的種種消化酵素發生作用，而產生急性或慢性胰臟炎，是造成胰臟炎最常見的原因之一。

酒精從腸道被吸收以後，直接被帶到肝臟，它取代了正常的新陳代謝管道，變成了主要的能量來源，在肝臟裡，抑制葡萄糖的產生，造成乳酸的囤積，並降低脂肪酸的新陳代謝而造成脂肪肝，如果不再飲酒的話可以慢慢恢復，但是長期的酒精中毒會引發酒精性肝炎，慢慢地就演變成沒法復原的肝硬化。

造血系統

酒精直接影響造血系統，使得紅血球變大，造成貧血，再加上葉酸的吸收不良，使白血球產生變化及骨髓的造血不良，若加上喝酒而不進食所導致的營養不良，貧血更是嚴重。

酒精不僅減少白血球的製造，更降低白血球的活動性以及對外來物品的殺傷能力，所以減少了對種種細菌感染及癌症侵襲的抵抗力，更大幅地提高了飲酒人的感染率及癌症罹患率。酒精不僅減少血小板的製造，造成血液中血小板不足，更影響了它的正常凝血功能，使得喝酒的人有容易出血的現象。

心臟血管系統

少量的酒精可以使血管放鬆而讓血壓下降、心跳加速，並可以提高血中高密度膽固醇的濃度，好像對心臟有益，但是長期的酒精中毒，尤其是大量的酒精直接毒害心肌細胞，所引起的心臟收縮不良，造成心臟擴大、心衰竭，還會引起高血壓加速動脈硬化，而心臟擴大更會造成二尖瓣閉鎖不全以及血栓塞的情況產生。酒精還可以造成種種心律不整、心悸，並增加腦中風的機會，尤其是在飲酒後二十四小時之內。

早期科學研究建議人們可以喝適量的紅酒，因為葡萄中的多酚成分可降低心血管疾病。但在二〇一二年的《美國高血壓期刊（American Journal of Hypertension）》中，荷蘭鹿特丹大學發表的最新論文（Red wine polyphenols do not lower peripheral or central blood pressure in high normal blood pressure and hypertension.），則推翻了喝紅酒的好處。研究者以對照組使用安慰劑，實驗組服用紅酒酚的萃取物，二組平均年齡六十一歲的受試者各服用四週之後，經研究比對，結果皆無法證明「紅酒酚」能降低高血壓。

泌尿生殖系統

雖然少量的酒精可以促進男性的性慾，卻也同時降低了勃起的能力，長期酒精中毒則會引起精子減少、睪丸萎縮。對女子來說，長期酒精中毒會造成卵巢的萎縮、黃體素消失、停經而造成不孕症及自動流產；在懷孕時飲酒，更直接影響胎兒的發育，造成頭骨、眼睛、牙齒的畸形、小兒癡呆以及種種先天性心臟病。

其他器官系統

酒精可以直接造成肌肉炎，使全身肌肉紅腫疼痛，並使肌蛋白滲入血液中，再由小便排出，嚴重時可以堵塞腎小管而造成急性腎衰竭。酒精對於鈣質新陳代謝的影響，會造成骨質疏鬆，容易骨折。

檳榔的危害

嚼檳榔會令人上癮，戒除不易，而吃檳榔的壞處極多，除了直接接觸而造成的口腔及上消化道癌症以外，它還會造成心跳及血壓的升高，甚至造成血糖的新陳代謝異常而增加糖尿病的罹患率，另外檳榔裡所含的成分會促進支氣管的收縮，增加氣喘的症狀，提高氣喘病人住院治療的機率。另外在動物實驗中發現，大量檳榔亦可引致厲害的腸胃炎，造成嚴重的下痢、腸胃細胞壞死，甚至於死亡，更重要的一點是，檳榔的種植與嚼食對環境都是一大傷害。首先，嚼食檳榔以後所產生的殘渣與隨地亂吐的紅色汁液，對於環境衛生的危害，令人頭痛。而種植檳榔對於水土保持的破壞更是劇烈。

根據〈嚼食檳榔行為之預防與戒斷〉（作者黃振動）一文中提到：「農民超限利用山坡地，使得檳榔的栽種滿山遍野，這更加速地覆被的破壞，使土壤容易流失，水資源無法涵養。」這是因為檳榔屬淺根性植物，種植處不利水土保持，「碩大的檳榔葉加速降雨的迅速蒸發，促成檳榔園地下水位急速下降，使水源涵養功能損失殆盡。加以檳榔根部形狀粗短，保土吸水能力差；土地會發生大面積的深層流失。」該文中還詳述：「檳榔樹對於水土保持的危害，據估計，一公頃檳榔園，一年約造成十萬噸水量流失，地下水層每年下降五到二十公尺，表土每年流失十公分以上；以一九九四年的四萬五千公頃之檳榔園面積，每年將造成水量流失四十五億公噸，為全國一年地下水滲透量之四十五%，全國水資源需要量之五分之一。一九九四年陳信雄提出『檳榔亡國論』，強調檳榔園是破壞水土的重要殺手……」

綜合以上各點，不僅身體的環保，要避免菸、酒、檳榔等有毒的物品，不要引進體內造成傷害；要保護地球，達到地球的環保，也跟戒除菸、酒、檳榔等有害物質，息息相關。

輕素食譜

養生精進料理

花蓮慈濟醫院營養科、中醫部

養生腰果玉米（四人份）

料理設計：營養師／林毓禎

材料：腰果一碗、新鮮玉米一條、小黃瓜一條、紅蘿蔔二分之一條、薑末適量

調味料：少許鹽

作法：

1. 玉米煮熟後剝粒備用。
2. 黃瓜和胡蘿蔔連皮切成丁。
3. 腰果略用油炸一下，瀝乾後備用。
4. 起鍋熱少許油，爆香薑末，先倒入胡蘿蔔丁炒至七、八分熟後，再依序

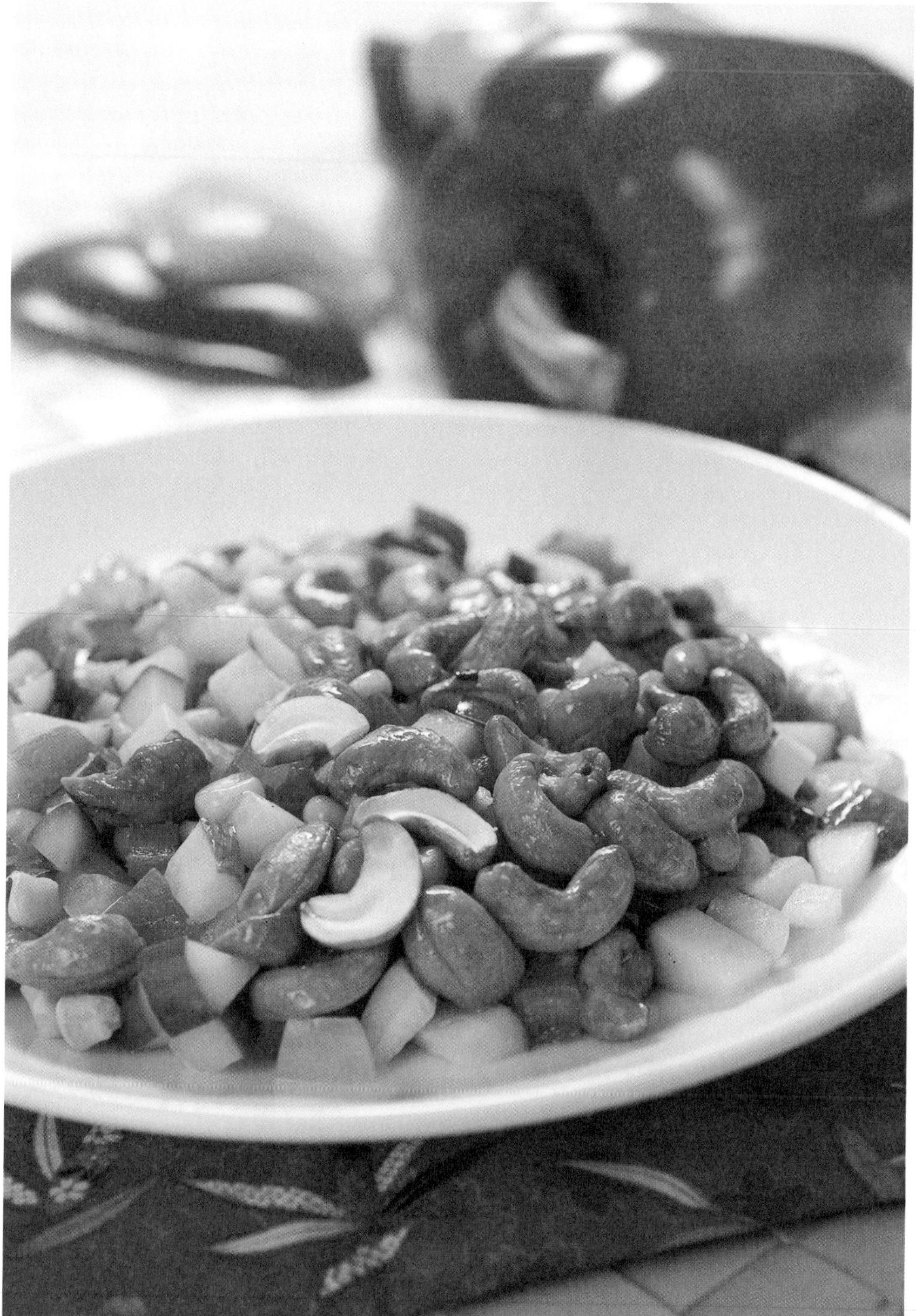

放入玉米粒、腰果、黃瓜丁翻炒，最後用少許鹽調味即可。

註：腰果中富含不飽和脂肪酸和亞麻油酸可幫助預防心臟病；而其維他命B_1的含量僅次於芝麻和花生，能補充體力、消除疲勞，適合易疲倦的人食用；腰果也含豐富維他命A，是優良的抗氧化劑；還具有催乳效果，適合產後乳汁分泌不足的婦女食用。

藥膳湯圓

料理設計：中醫師／顏慶仁、營養師／謝佳真

中藥湯底藥材：（二十人份）

黃耆一兩五錢、黨參一兩五錢、茯苓一兩、白朮一兩、甘草五錢、山藥一兩五錢、枸杞一兩五錢、紅棗二十五粒（去籽）、生薑十片

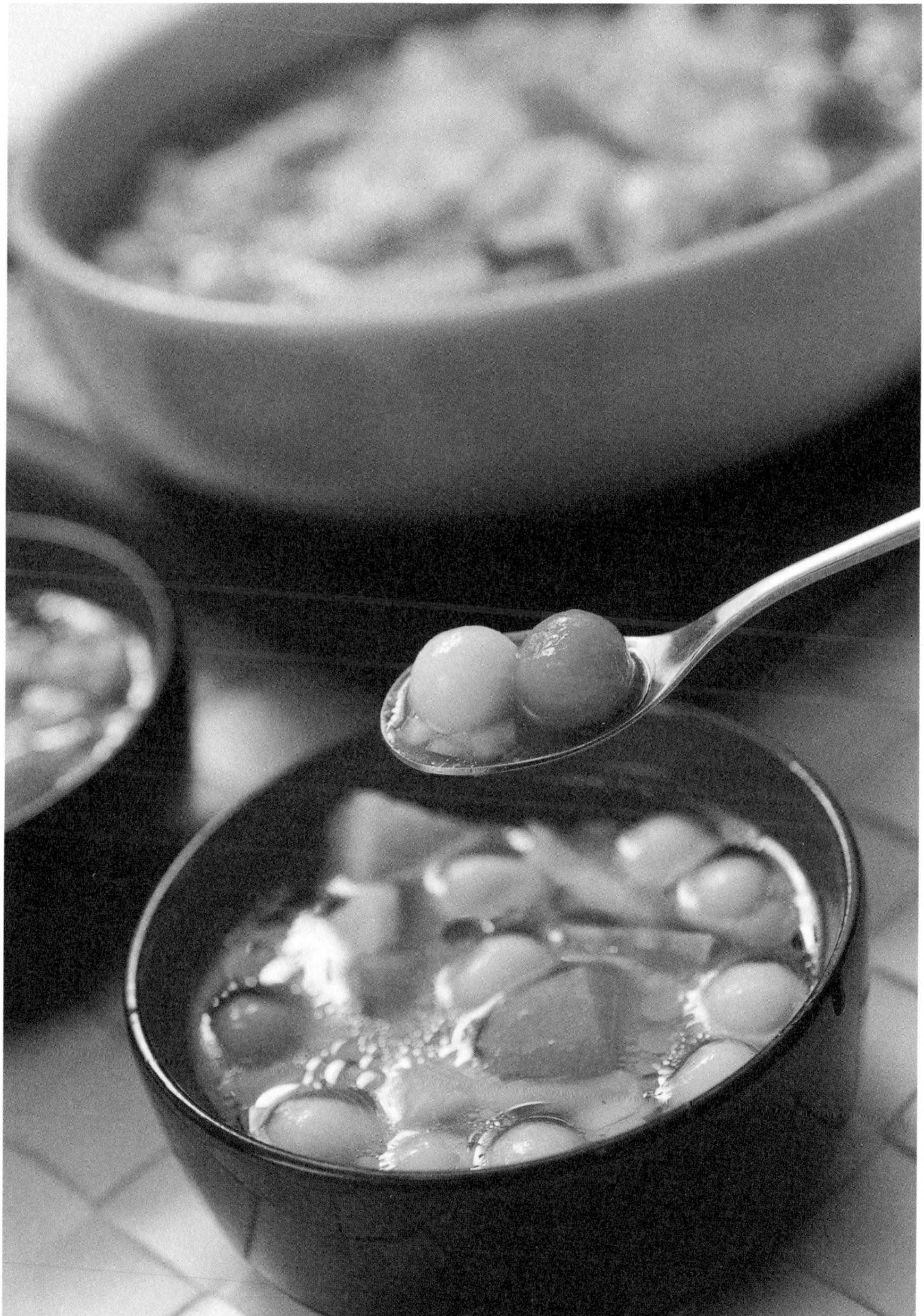

中藥湯底作法：

1.以四千五百西西冷水，用小火熬煮至剩二千五百西西。

2.去除藥渣後加入熬煮過之素高湯（二千西西），即成為藥膳之湯底。

3.用不完的湯底可冷凍，留待下次使用。

食材：湯圓、山藥、胡蘿蔔、高麗菜（上述食材視人數調整使用量）、芹菜末少許

調味料：鹽、胡椒粉適量，少許香油

作法：

1.先將湯圓略為過水後撈起備用。

2.山藥、胡蘿蔔切塊，高麗菜切片備用。

3.以藥膳湯底，將山藥、胡蘿蔔煮至軟硬適口後，再將湯圓以及切片之高

麗菜加入烹調。

4.加入鹽、胡椒粉調味，起鍋時滴幾滴香油及灑上芹菜末後即可食用。

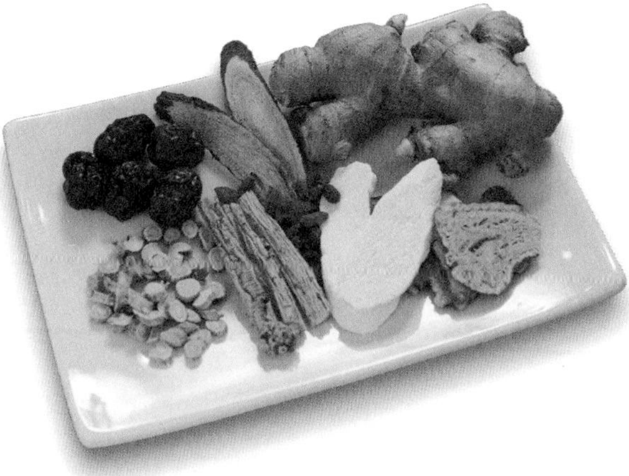

第三章

健康素食觀

素食不會導致營養不良

素食可降低死亡率

素食可抗衰老

素食八分飽　二分助人好

【速素來見證】健康促進——慈院倡蔬食，減重又健康

急診耗能大，茹素添助力——

大林慈濟醫院急診部主任李宜恭

【輕素食譜】苦甘人生味——花蓮慈濟醫院營養科、中醫部

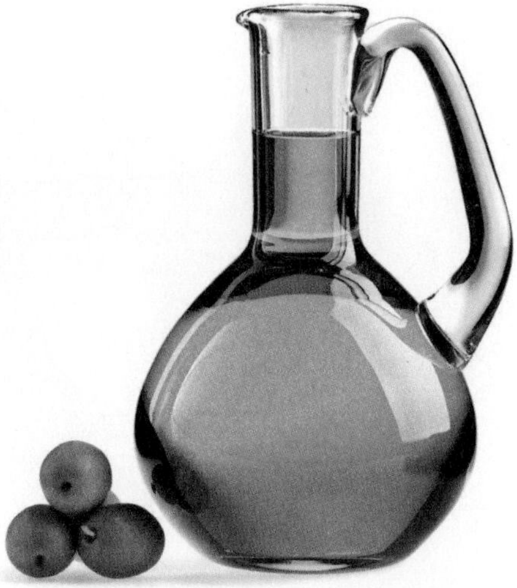

素食不會導致營養不良

健康的飲食觀要食用乾淨、沒有汙染的食物，而「素食」正是最好的方式。不過許多人對素食有一些迷思，其實素食有益健康都是有科學根據的。

所謂營養不良包括營養不足、營養過剩，或是營養不均衡。

許多研究報告都顯示，素食者不但有足夠的蛋白質，而且沒有營養不良的現象。反而是一般肉食的人，容易有營養過剩或不均的問題，因為攝取較多的蛋白質、脂肪與較少纖維質，身體迅速吸收，容易造成熱量過高；而過多的熱量，身體用不完，變成脂肪囤積在體內，體重就會增加，而造成肥胖的現象，不僅增加了心臟、關節的負荷，也直接、間接地影響了身體的新陳代謝，導致種種疾病的產生。

素食可降低死亡率

以世界衛生組織二〇一一年六月發布全世界人口的十大死因，缺血性心臟病高居死亡原因的第一名，第二是中風與其他腦血管疾病，而不食肉者卻可以大幅降低心腦疾病以及癌症的發生率，進而延長壽命。在臺灣地區，根據衛生署二〇一〇年度十大死因統計，癌症為第一位（二十八・四％），心臟疾病第二（十・八％），腦血管疾病占第三位（七％）。腦血管疾病及心臟病都是因為血管硬化而產生的，血管硬化主要是肥胖、膽固醇過高、高血壓、糖尿病所導致的，而素食是預防這些毛病的最好方法之一。

不管在國外也好，在臺灣也好，十大死亡原因中，許多都與飲食有密切的關係，以往許多研究報告顯示，在若干實行素食的宗教團體裡，其成員的死亡率較低，但是也因為他們既不抽菸也不喝酒，多了這些可以降低死亡率的因素，所以不能夠單獨證明素食可以延長壽命，直到一九九二年《流行病學（Epidemiology）》雜誌發表一篇德國的研究報告指出：經過十一年的追蹤研究，排除了抽菸、喝酒的影響，已經直接證明了素食本身，可以降低死亡率，一位素食者得心臟病而死的機會，足足比肉食者低了三分之二，因得癌症而死亡的機會，也降低了二分之一。

意外的發生，尤其是車禍，大部分與飲酒有關，因此戒酒是可以避免許多不必要的死亡，另外抽菸會導致肺癌，更會促進血管硬化，是罹患中風、心臟病的重要因子，所以說素食加上不抽菸、不喝酒，是延年益壽的最佳生活模式。

素食可抗衰老

自然老化是生物的正常現象，隨著年齡的增長，各種器官慢慢地減少新細胞的產生，新陳代謝的效率逐漸變差，而功能也會慢慢衰退直到死亡為止。

慢性病像高血壓、糖尿病、血管硬化會加速人體老化的過程而縮短壽命，現代的醫學研究發現，氧化所造成的組織傷害，是人體老化的主要原因。

跟暴露在氧氣中的鐵會慢慢生銹一樣，人體裡面的游離氧化劑會氧化組織裡的胺基酸、脂肪酸以及其他因子，並造成細胞膜的破壞，還可以引起去氧核糖核酸以及蛋白質的變形而使細胞壞死，雖然人體內有抗氧化劑以及自然的修復功能，但是久而久之，仍然免不了逐漸傷害而造成老化的現象。

低熱量飲食不僅可以降低新陳代謝的速度，還可以減緩氧化的程度，是唯一被證明可以預防衰老的適當方法。素食所含的熱量較低，且含高量的纖維，對促進胃腸蠕動，減少熱量的吸收幫助很大，再加上富含高量的抗氧化劑，不僅可以降低慢性病的罹患率（如：高血壓、糖尿病、心臟血管疾病等等），更可以降低整個身體的氧化過程，是防止衰老，延年益壽的好方法。

整體說來，素食能降低罹患慢性病的機會，可減低用藥量，而且還降低照X光的需求及住院率，因而大幅地減低醫療費用。早在美國一九九二年公布的統計，如果全面推行植物性飲食，每年因為減少高血壓藥物的治療，可省下八十五億美金的醫療費用，心臟病的治療則可以降低九十五億美金，癌症的治療可減少一六五億、糖尿病及其併發症一七一億、膽囊疾病二十四億、肥胖引起的骨骼肌肉疾病十九億、因食物而引起的疾病五十五億，總計每年可減少六一四億美元的支出。

英國近年來已成為歐洲人民最肥胖的國家，肥胖導致人民出現嚴重的慢性疾病與癌症等問題，也產生鉅額醫療支出，因此位於英國倫敦的非政府組織「世界保護基金會（World Perservation Foundation）」於二〇一一年九月大力發表一篇研究報告，標題為〈英國公共健康危機的解決方案：植物性飲食（Plant-based Diets: A solution to our public health crisis）〉，聲明「英國的人民應該放棄葷食，改採無肉、甚至無牛奶、無蛋的飲食方式，適齡工作者的健康將因此恢復，也能為英國的國家醫療支出節省一年一千億英鎊，相當於一年的醫療支出預算……也才能降低糖尿病、心血管疾病，以及英國非常嚴重的肥胖問題」，該報告也引述美國前總統柯林頓在心血管支架手術後改採用植物性飲食恢復健康的案例，更認為全世界人民都應該食用植物性飲食以搶救健康危機。

所以素食不僅可以增進健康，還可以避免醫療資源的浪費，大幅減低醫療費用，如果大家都能素食，把每年節省下來的醫療費用拿來改善小孩子們的教育、預防疾病、提高文化水準那該多好。

素食八分飽　二分助人好

二〇〇八年納吉斯風災重創緬甸，超過二十萬人往生，慈濟志工深入災區關懷，發放稻種，陪伴災民度過難關，也給他們竹筒，教他們雖貧也能存零錢助人，而在稻米豐收後，農民更是在煮飯前抓一把米起來，放進「米撲滿」，捐給慈濟幫助別人。證嚴上人知道之後非常讚許，開示：「志工在緬甸濟貧教富，人人都有存竹筒，人人也有米撲滿，這樣的愛心，愛的力量暖和了氣候，也讓他們人助天助自助。」上人從二〇一一年開始呼籲，「飲食宜儉樸淡泊，八分飽可保健康，是為自愛報恩；其他二分，還可以感恩心布施愛人。」自此，全球慈濟人在各地社區落實推動「素食八分飽，兩分助人好」。

資料顯示，全球七十億人口中有十億人處於飢餓，而全球牛產的食物卻有三分之一浪費倒掉；大愛電視臺的節目《廚餘桶的秘密》在採訪過程中發現，臺灣一年的廚餘量多達一百八十萬噸，用一公尺高的廚餘桶裝，可以堆出一千零一十七座聖母峰。

以二〇一二年三月在臺中烏日所舉辦的慈濟志工愛灑社區活動為例，活動開始前，慈濟人醫會的醫師會先為在場民眾量血壓，並以健康觀點宣導素食齋戒的好處及推動「日食八分飽，二分助人好」的理念，同時播放大愛電視臺所採訪製作的「海地人以泥巴餅果腹」、「印尼人揹著竹簍到垃圾場中撿拾被丟棄的食物維生」等影片佐證。期待人人節約飲食，拿出節省下來的費用，幫助其他飢餓的地球災民，不但對自己的健康好，又能為世界降低飢餓人口。

更有甚者，二〇一二年七月三日英國的《每日郵報（Daily Post）》刊載，倫敦大學科學家研究遺傳和生活方式等因素對壽命的影響，並於英國皇家學會夏季科學展會上公布一項最新研究結果，建議人類「進食量減少四十％，也就是每頓飯吃六分飽，可以使人的壽命延長二十年」。

健康促進——慈院倡蔬食，減重又健康

醫院照顧社會大眾，在醫院工作的員工，卻不一定有時間多照顧自己的健康。為了同仁的「健康促進」，慈濟醫療志業七院一起動起來，舉辦減重競賽，鼓勵院內同仁進行個人體重控制，達到健康醫院的日標，更能促進同仁身心健康。

以大林慈濟醫院為例，全院一千多位員工中，有四分之一的人BMI（身體質量指數）值超過二十四，有過重傾向。而飲食的改變是最重要的，也鼓勵所有同仁，蔬食是最正確的道路。大林慈濟醫院為期半年的同仁減重活動，學員共減了三百六十五公斤，而六院同仁更是總共減少了超過五千公斤。

近年來，慈濟醫院也大力在院內和社區推動素食。

主廚開班授課　大林醫師娘素素看

「這要放幾斤糖？」「食材要去哪邊買？」二十多位「醫師娘」齊聚在大林慈濟醫院的員工餐廳，七嘴八舌、手忙腳亂地抄筆記和提問題，原來是大林慈院針對醫師太太開辦的「大林心素派」課程，希望藉由素食烹飪課讓掌管家中廚房的女士們能有最新的飲食觀念，也讓平時鮮少交流的太太們熱絡了起來。

很多人都說，素食菜色很難改變，重覆幾次就會膩，大林慈院因此特別請到嘉義知名蔬食餐廳的主廚李青洋開班授課。不管是港式點心、川菜或是上海菜都拿手的李主廚說：「讓大家吃到美味的素食是做『功德』，希望能逐步降低民眾對肉類的攝取，讓吃葷的人也能愛上吃素。」大林慈院賴寧生副院長（現為院長）的太太劉憲芳說，平常在家裡就經常做菜，這次學到的菜色，回去一定要做給家人品嚐看看，展現一下手藝。

「天在變，不是很冷、就是很熱！」對地球暖化有所體認的李青洋主廚表示，大家吃慣肉類之後，要改變就不容易了。由於從事餐飲工作，本身也能明顯感受到素菜的好處，除了廚房比較不會烏煙瘴氣外，身體也更加健康。他還帶來了「冰糖桑椹春捲」和來院民眾互動，大家人手一條春捲、親自動手做，轉眼間一百多人份材料就已經供不應求，急診部主任李宜恭也現身分享自己茹素半年後，順利減了四十公斤的體重，可見素食可以好吃與健康兼具！

各院啟動茹素　祈願地球無災

二〇一一年三月十一日日本發生高達芮氏規模九的強烈地震，造成嚴重傷亡，證嚴上人呼籲社會大眾戒慎虔誠、齋戒懺悔，並為受災民眾誠摯祈禱。臺北慈院院長室主管帶動同仁、志工與病人一起響應齋戒素食，期盼凝聚眾人善念，為日本災民祈福。護理部主管與志工們也前往各樓層病房區，一一為住院患者致贈象徵祝福平安的平安吊飾，並邀請他們共同發心吃素。全面茹素運動除了由醫護人員在第一線向住院病人宣導素食的好處外，也規劃於「住院需知」中加上茹素的好處以及醫院推動全面素食的理念，希望人人心素食儀好健康。

臺中慈院也舉辦「送福到病房」活動，多位住院患者當場加入齋戒素食行列，甚至外籍看護也不例外。醫護同仁則填寫一式兩份的齋戒卡，一份自行保留、隨時提醒自己的發心立願，一份則懸掛在祈願樹上。

印尼籍看護瓦提瑞小姐，聆聽醫師以英文說明活動的意義，當場響應齋戒一個月；八十二歲的吳老先生也爽快簽下齋戒卡，「願意吃素吃到最後一口氣結束為止」，還有多位探病家屬慷慨解囊捐出善款，讓在場的人感動不已。

健康美味素盒餐　樂活氛圍滿關山

座落在臺東小鎮上的關山慈濟醫院，選擇與民眾最親近的方式來推廣蔬食，看到前來就醫的民眾因候診而無法即時用餐，便有了將院內素食推廣至社區的想法。營養師隨即著手設計菜單，經過廚房阿姨們的慧心巧手，推出經濟實惠的素食便當。一來讓誤餐的民眾方便用膳，二來讓鄉親感受到素食不是一成不變又難以親近，進而推動社區健康蔬食新文化。

玉里同仁手種菜　用心在源頭

玉里慈濟醫院為了倡導素食，不但推動一週一日素，更在玉里環保站旁成立「用心農場」，同仁親自插秧種菜，體驗食物得來不易的可貴，希望大家都能從「口」做起、改採素食，清淨在源頭。種菜前，先栽種波斯菊作為綠肥養地，並畫分出九畦菜圃供九個單位耕作，各單位帶來了各式各樣的菜苗，有空心菜、A菜、莧菜、九層塔、龍鬚菜、芹菜和甜玉米等等，依照蔬菜不同的特性，有的設置攀爬支架，有的則多澆水理土。

張玉麟院長分享，要心靈健康，最重要的就是要鏟除欲望，改採蔬食，既可有效地節能減碳，也避免吃進累積在肉類的荷爾蒙和抗生素。平時我們只要拿著鈔票到超市就可以換取想吃的食物，卻不知道這些食物的背後是由農夫辛苦耕耘所得來的。社工師陳瑰芬說：「平常我都會鼓勵病人多出去走走，也可以到我們的環保站和志工一起做環保、多活動，但我自己其實都沒有實際作過這些事情。所以藉由這個機會和同事們一起種菜做環保，親身體驗過，往後也能給病患較實質的建議。」

經過了自己留下汗水耕作的經驗，大家不但更加珍惜食物，也因為有機種植，真實與土地接觸，內心也洗去塵垢，心靈也變得更有機，經過心血付出、從清淨土地中收割的菜根香，更是越嚼越有滋味……

院內用膳素方便　花蓮蔬食護大地

花蓮慈濟醫院為了響應推廣素食，並體恤同仁至同心圓餐廳用餐的路程較遠，在院內的三樓員工休息區內設置了用膳區，週一至週五提供營養又美味的六菜一湯，每天接近中午時分，三樓連通道傳出陣陣讓人垂涎三尺的香味，吸引了大排長龍的人潮，近三百位同仁踴躍響應齋戒，第一次供齋就獲得熱烈迴響。多一餐素食，就是少一餐肉食，除了吃得飽、吃得美味、吃得健康，又能為地球減碳盡一分力，用行動響應蔬食護大地。

除了推出素食午餐鼓勵院內同仁吃素，花蓮慈院也不定期在門診大廳開設「素食廚藝班」，不但院內報名場場爆滿，還吸引了許多社區婆婆媽媽前來學習。藉由廚師的妙手與醫師專業的背書，素食吃得好又吃得巧的天然能量，也被大家點點滴滴吸收到心坎裡了。

文章提供／慈濟醫療志業七院公傳室與管理室

急診耗能大，茹素添助力——

大林慈濟醫院急診部主任李宜恭

在大林慈濟醫院靜態展覽裡，急診部主任李宜恭醫師現身說法，分享自己半年來的吃素經驗，以及如何讓自己成功減重四十公斤的蔬食奇蹟。

從過去圓滾滾、體重破百的身材，到現在的帥氣有型，完全判若兩人，是蔬食讓他在半年內減下相當於一個少女的體重。「健康、省時又省錢，吃素的好處真多！」李宜恭醫師表示，吃素不但可以救地球，更重要的其實是「救自己」。他開玩笑地說，感覺皮包「變厚了」，可以不用常常跑提款機領錢，因為不會想要到處吃好料，錢自然就省起來了。

除了省錢，李宜恭也感覺時間變多了。因為一餐素食很快、很簡單，可能十分鐘就吃完了；不像以往常常跑西餐廳，一去就是兩到三個鐘頭，讓自己有更多的時間可利用，以往都會睡不好的情況也因為吃素而改善。

因為睡得好，連帶脾氣也好了不少，讓家庭氣氛也都好了起來。跟這些好處比較起來，減肥相形之下似乎就沒那麼重要。

減重還有李宜恭意想不到的好處。日前阿里山小火車發生翻覆意外，他第一時間搭上救難直升機前往現場，結果到了事故現場，救難人員說要用吊掛的方式下去施救，讓他不禁慶幸自己幸好有減肥，否則還真的很怕繩子斷了。他開玩笑說，讓直升機少耗點油，也算是節能減碳救地球。

吃素也不是隨隨便便、毫無章法的。身為醫師，李宜恭在吃素前做了不少功課，把蔬食可能少掉的維生素B、鐵質與蛋白質都搭配在平常飲食中，以豆類和五穀類來補充。他也分享了自己的小撇步：早餐吃堅果類穀物搭配豆漿，午餐則是香積飯配泡菜和水果；晚餐雖然比較不固定，但是一定以青菜為主。他說，吃素其實不困難，而且成效立見，也沒有營養不良的問題，重點其實是自己願不願意去做，現在已經能百分百不吃肉。

文／楊舜斌

輕素食譜

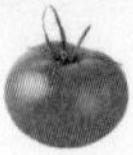

苦甘人生味

花蓮慈濟醫院營養科、中醫部

知足苦瓜（三—四人份）

材料：苦瓜一條白色或綠色皆可、板豆腐一塊、少許薑絲與辣椒絲

調味料：香椿醬、油、鹽、糖、麻油

作法：

1. 苦瓜切薄片，熱水汆燙撈起備用。
2. 熱鍋後，加入少許油，放入傳統豆腐。用鍋鏟將豆腐壓碎，加入少許香椿醬炒香。
3. 放入苦瓜，加入少許鹽、糖調味。
4. 淋上少許麻油，加上薑絲與辣椒絲配色後即可起鍋。

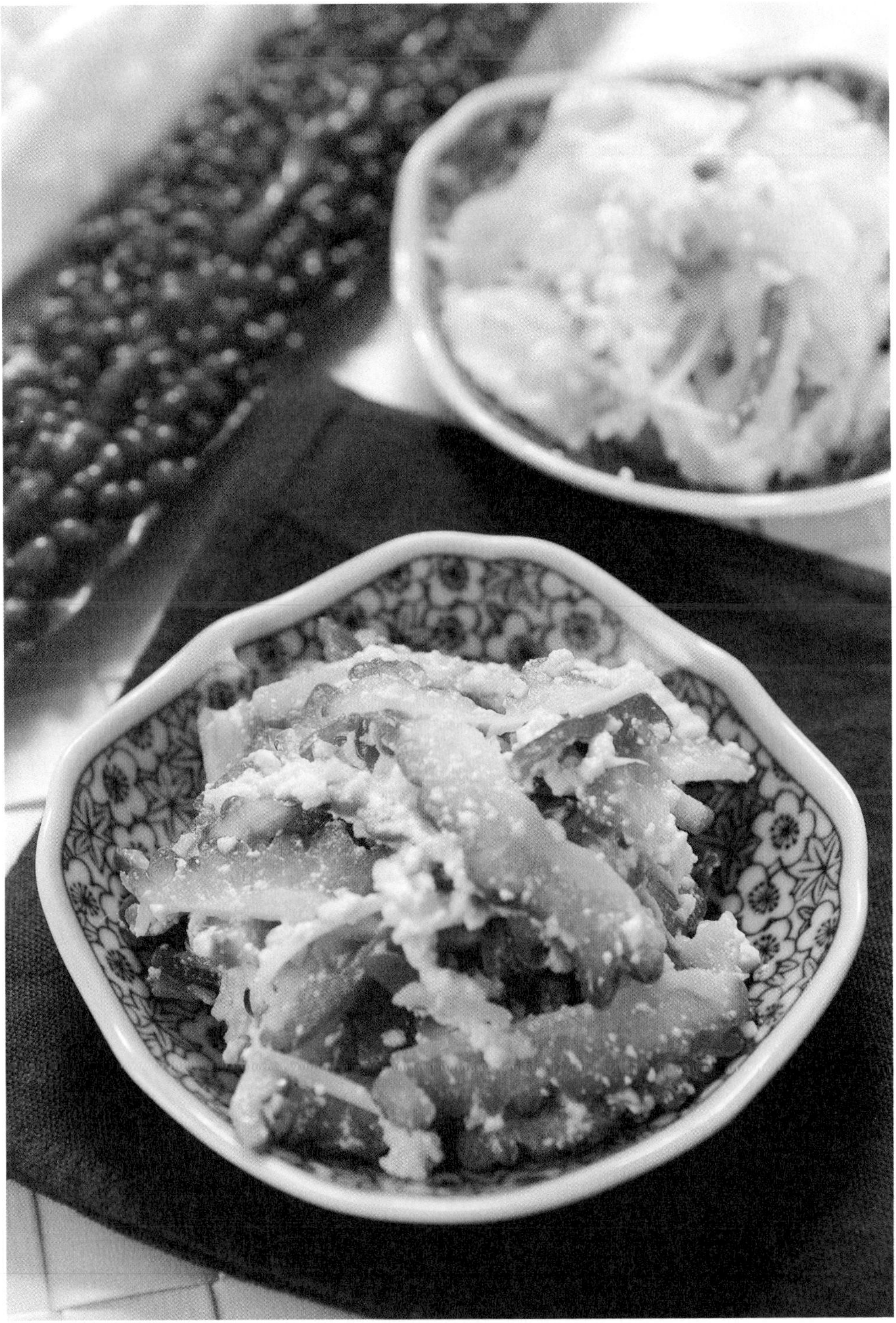

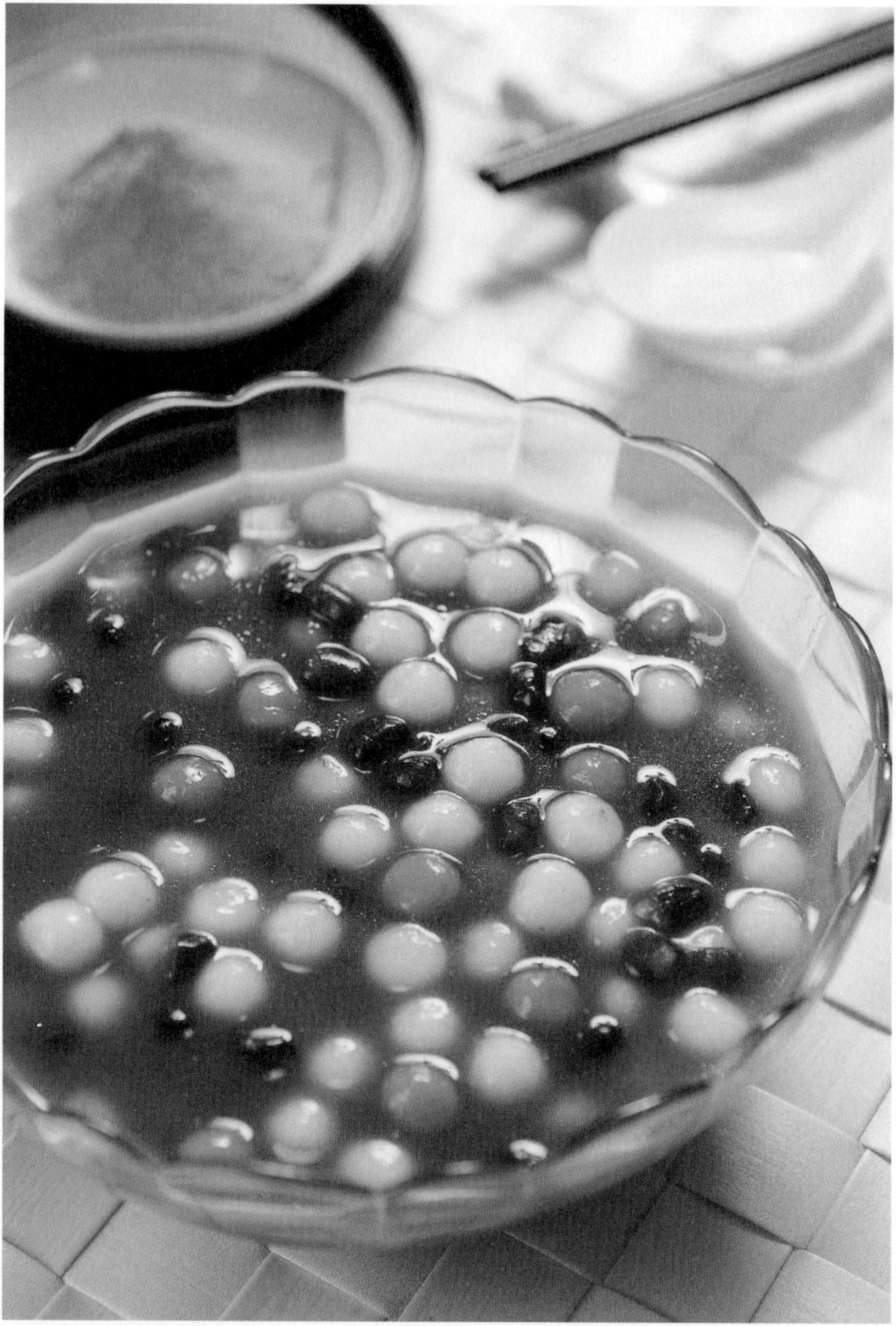

翡翠相思茶湯圓（一人份）

料理設計：中醫師／顏慶仁、營養師／謝佳真

材料：白湯圓二十克、熟蜜紅豆十克、熱開水一百五十西西

調味料：黑糖十克、抹茶粉一克

作法：

1. 白湯圓煮熟撈起，放入碗中，加入黑糖混合備用。
2. 碗中放入抹茶粉後，沖入熱開水一百五十西西。
3. 加入蜜紅豆，即可食用。

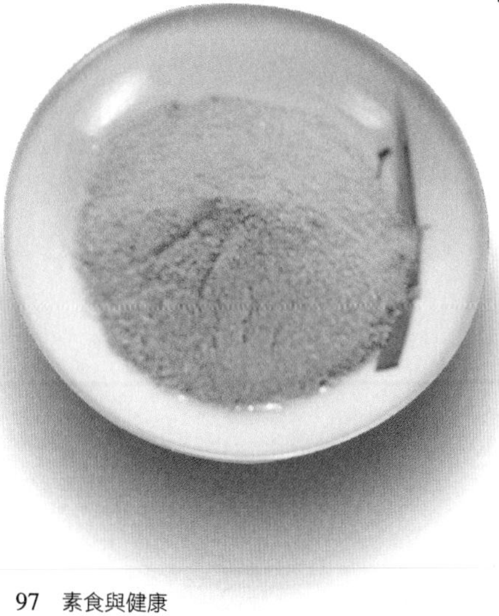

第四章

怎麼吃素最健康

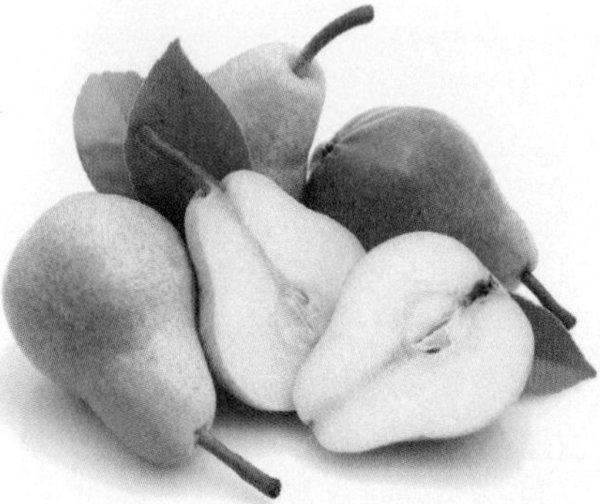

優質的五穀蔬果

素食不僅含有較低的脂肪、足夠的蛋白質，而且含有高量的複雜醣類及纖維質，可降低腸道對熱量的吸收，避免脂肪囤積，還可以預防因食物中熱量過高而引起的營養不均衡。另外，植物食品中含有高量的維生素，像維生素B1、C、E等，尤其是維生素C，在一般蔬菜水果裡含量特別高，有助人體的新陳代謝，而且維生素C、E等，是很好的抗氧化劑，更可以降低老化的速度。

植物食品中，對身體有益處的礦物質，如鉀與鎂，含量特別高，相反地，對身體有壞處，容易造成高血壓及水腫的鈉（即鹽分），在新鮮的蔬菜、水果裡卻含量極低，所以素食是一種非常健康的營養食法。

素食的六大類養分介紹

一、素食礦物質

植物食品中含有極豐富的礦物質，特別是對人體有益的鉀、鎂、鈣、磷及其他少量元素，對人體新陳代謝的運作，有莫大的助益。另外植物食品中，不會含有對人體有害的重金屬，如砷、汞、鋁、銀、鎘等，除非是在植物食品的處理或成長過程中加入，才會有重金屬中毒的現象。

二、素食的水分

人體每天所需水量，大約是二五〇〇毫升。奶類或肉類中的含水量，約只有五十％；植物食品中水分含量卻極高，尤其像水果、蔬菜類食品，含水量超過九十％，多吃水果、蔬菜，水分不虞缺乏。

三、素食的醣類

人體的能量需求至少五十五％至六十％要從醣類中攝取，換句話說，每天至少要三百公克（可供給一二〇〇大卡的熱量），其中精製醣類最好是少於十％，即三十公克。

素食中有極豐富的醣類，從單醣到多醣類。一般水果中含有許多果糖、葡萄糖、麥芽糖，像甘蔗就含有高量的蔗糖，其他的植物食品中也含有豐富的纖維質、澱粉，而不含精製的糖，不僅可以提供人體所需的多醣類，對於人類消化道的運作以及能量的新陳代謝有很大的幫助。

四、素食的脂肪

根據美國食品及藥物管理中心的建議，一個成年人每天所攝取的脂肪不要超過六十五公克，其中飽和性的脂肪不要超過二十公克，膽固醇不要超過三百毫克，而植物食品中脂肪含量較低，且含有足夠的必需脂肪酸，能提供人體新陳代謝所需，一般植物食品都含不飽和脂肪酸，而且完全沒有膽固醇，這對於減緩人體的血管硬化幫助很大。

五、素食的蛋白質

每天蛋白質的需要量大約五十公克左右，每人每天只要攝取每公斤體重零點八公克的蛋白質就足夠體內新陳代謝之用，而一般肉食者所攝取的蛋白質卻超過人體需要量兩倍之多。

有人以為素食中蛋白質不足，事實上絕無此事，只是植物食品中所含的胺基酸與動物食物中的胺基酸比例不同，某種胺基酸（合成人體內蛋白質所必需的）可能會比動物食品來得低，但是多種植物食品加在一起，就會有足量的各種胺基酸來合成人體所需的蛋白質，所以素食者只要不偏食，就絕不會有缺乏蛋白質的情形。

根據世界衛生組織的統計，植物蛋白是人類食物中蛋白質的主要來源，供應著全世界人口蛋白質需要量的六十五％，一般以麥、米等穀類為

素食與地球的關係

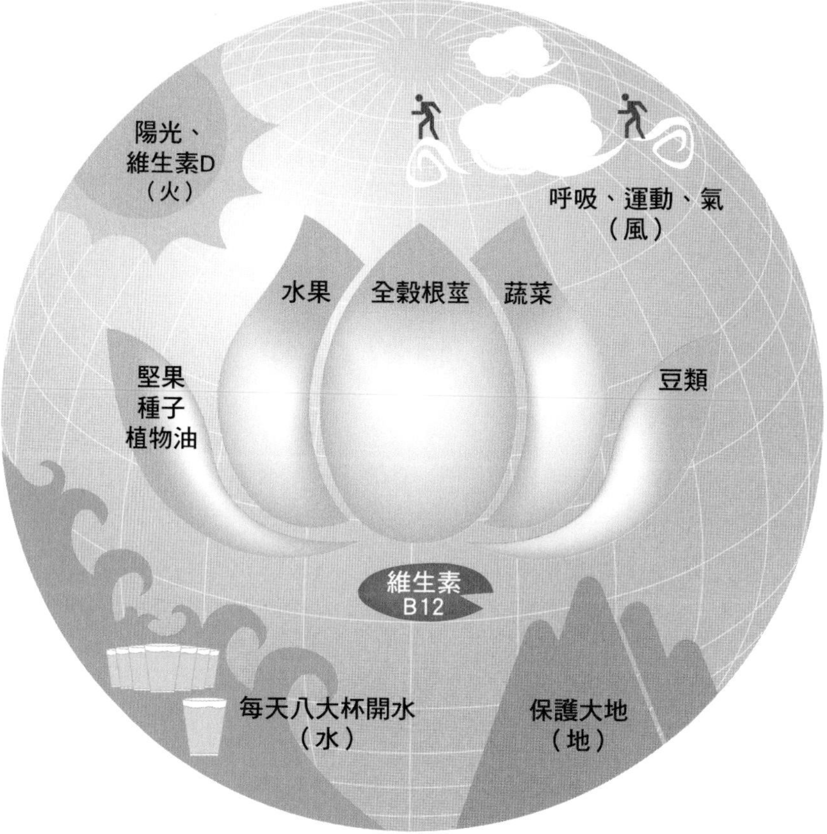

- 來自中國老祖宗的健康概念：地、水、火、風，四大調和。
- 地球的外形：保護大地的母親，從你我開始。
- 圖中的蓮花：代表心靈的清淨與平和。
- 五大類食物均衡攝取＋維生素B12。
- 維生素B12的來源：補充劑、營養酵母、強化維生素B12的穀物。

設計者：邱雪婷（營養師、臺灣素食營養學會秘書長）

主食的民族，如果再加上其他的蔬菜，尤其是豆類等，蛋白質就不虞缺乏。一大碗豌豆中所含的蛋白質，遠比一塊牛排還多，但卻沒有牛排中那些有害的膽固醇及飽和脂肪。

六、素食的維生素

植物食品中含有高量的維生素，尤其是全麥、糙米，維生素B的含量特別高，蔬菜水果中維生素C、E、K的含量亦很高，所以只要不偏食，素食者絕不會有維生素不足的現象。

蓮花飲食指南（每日飲食建議）

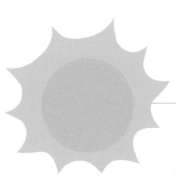

全穀根莖類（2～4碗）

糙米、南瓜、地瓜、山藥、蓮藕、全麥麵包、全麥麵、小米、燕麥、薏仁……

堅果、種子、油脂類

3～8份(堅果種子1份約1湯匙，植物油1份約1茶匙)

核桃、花生、開心果、腰果、葵瓜子、南瓜子、白芝麻、黑芝麻、植物油……

豆類 5～10份（1～2.5碗）

黃帝豆、黑豆、綠豆、黃豆、紅豆、毛豆、豆腐、豆包、豆干……

水果類（2～4份）

西瓜、木瓜、香蕉、鳳梨、葡萄、土芭樂……

蔬菜類（3～5小碟）

高麗菜、花椰菜、白蘿蔔、胡蘿蔔、紅椒、黃椒、青椒、番茄、茄子、香菇、海帶……

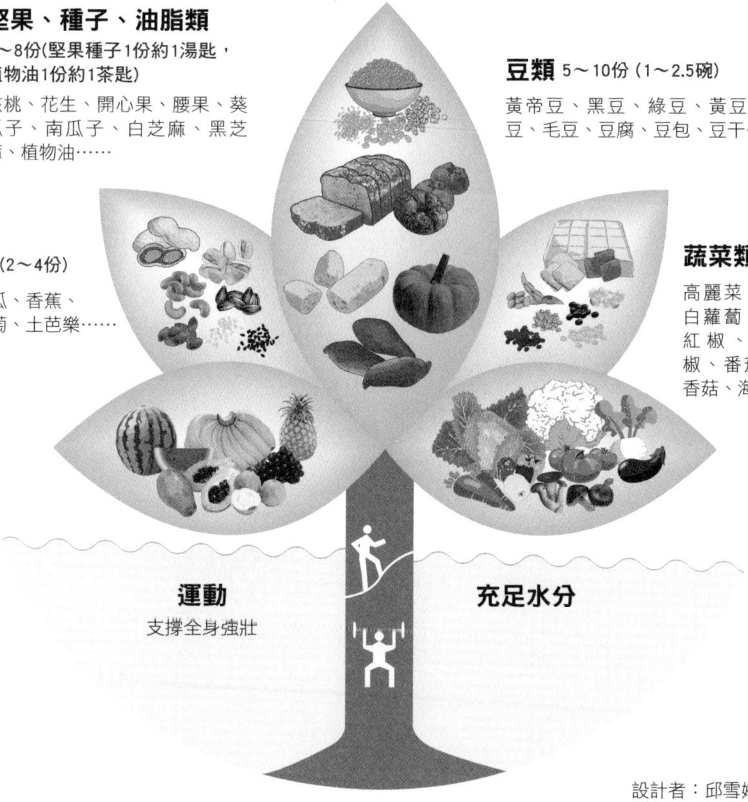

設計者：邱雪婷

認識健康素食材料

一、豆、麵製品——富含蛋白質的素材，身體的棟梁

．豆製品

為大豆經加工製成的各種食品，營養豐富，含高蛋白，是烹調素食必不可少的原料。如豆腐、豆乾、百頁、油豆腐、豆腐衣、素雞、干絲、毛豆等。但請注意，紅豆、綠豆、蠶豆、刀豆、花豆，含澱粉量多，故屬於五穀根莖類食物，不屬於豆製品。而長豆、扁豆、豌豆、四季豆、菜豆、肉豆，屬於蔬菜類食物，亦非豆製品。

．麵筋製品

由小麥粉洗出的麵筋所製成的食品，亦是烹調素食的主要材料。這類食品有麵筋、烤麩、麵腸、麵肚、油麵筋泡等。

．素肉製品

大豆經過去油、去除醣類及乾燥處理後，可製成濃縮大豆蛋白；去油

大豆經蛋白質萃取及沈澱、乾燥處理後，可取得分離大豆蛋白。分離大豆蛋白及濃縮大豆蛋白，因味道經過了去除醣類處理，所以豆味淡且不會活化體內腸道細菌，因而可以避免脹氣現象產生。分離大豆蛋白及濃縮大豆蛋白，經高溫、高壓、擠壓後，形成具有纖維肉狀組織的大豆蛋白製品，為製造素肉的主要材料來源。素肉製品的蛋白質含量高於豆腐、豆乾等製品。這類製品在目前素食界較為流行，如素火腿，對於初次嘗試素食的人，可以變化多種菜色，更容易入口。

二、蒟蒻製品——富含纖維且低熱量，是體內的清道夫

・純粹蒟蒻製品

蒟蒻為球根類食物，因為外型的關係，所以有一個英文名叫大象腳（elephant's foot）。蒟蒻所含的醣類不容易被消化，又含有九七%的水分，因此熱量非常低。市面上常見製成如：素魷魚、素花枝、素蝦仁、素生魚

片等食材，方便剛接觸素食者的飲食習慣。純粹蒟蒻製品有特殊的口感，咬起來帶有嚼勁。

・蒟蒻延伸製品

蒟蒻加上麵粉、素肉、香菇等，可作成更豐富的製品，如：魚丸、甜不辣、貢丸、火鍋料理等，吃起來幾乎像葷食一般。此類製品因添加物比例不同，熱量及營養素也稍有不同，添加物較多時，不太吃得出來是素食。這些食材，主要為接引較難放下葷食口欲者。

三、澱粉類製品——提供熱量，是身體的加油站

・粉類製品

由豆類、薯類、玉米等各類食物磨粉製成。這類製品有粉絲、粉皮、涼粉等，其中以綠豆粉製成的食品質量最佳，烹成素菜，爽滑柔嫩，食法多樣。

・根莖菜類

食用的部分為菜的變態肥大直根或變態莖，其中大部分富含澱粉和少量蛋白質等，如甘薯、山藥、刈薯、芋頭、馬鈴薯、蓮藕、菱角、荸薺、南瓜等都是。

・乾豆類

紅豆、綠豆、蠶豆、刀豆、花豆、薏仁、蓮子、栗子，這類食物富含澱粉和少量蛋白質，食法多樣，其特殊的食療功效，也被廣為流傳。

四、油脂類製品——香味及飽足感的來源

・種子類

芝麻、腰果、杏仁果、開心果、核桃仁、瓜子、南瓜子、花生等，這些能夠榨油的種子類富含油脂和維生素E，除了是素食者主要的油脂來源，還能夠提供蛋白質，是營養豐富的食品，但是食用過量會造成肥胖。

・其他類製品

酪梨是一種富含脂肪的水果，有「森林奶油」之稱，熱量非常高。而沙拉醬或無蛋沙拉醬，因主要是用沙拉油作成的，熱量也非常高，所以食用不宜過量。

五、蔬菜類——含豐富維生素、礦物質及纖維，熱量低，是美容聖品

依食用部位不同，可分為下列幾種：

・根菜類：如胡蘿蔔、白蘿蔔。

・莖菜類：如芹菜、韭菜花、蘆筍。

・葉菜類：如菠菜、油菜、青江菜。

・花菜類：如花椰菜、金針花等。

・果菜類：又分為茄果類（如番茄、茄子、辣椒等）、瓜果類（如冬瓜、絲瓜、黃瓜等）。

·**種子及夾豆類：**如長豆、扁豆、豌豆、四季豆、菜豆、肉豆。

·**其他：**如芽菜類（如豆芽、黃豆芽）、海產類（如紫菜、海帶、海菜，為素食者鐵質來源）、食用菌類（如銀耳、黑木耳、香菇、蘑菇等）。

六、水果類——含豐富維生素、礦物質及纖維，可以讓營養均衡

水果可分為高熱量水果，如香蕉、芒果、榴槤、釋迦皆是，怕胖的人或糖尿病人要注意分量；中熱量水果，如蘋果、鳳梨、柑橘、芭樂等；低熱量水果，如蓮霧、西瓜、文旦等。

·**新鮮水果**

完整的新鮮水果，特別是本地產的水果，含豐富的維生素C。

·**乾果類**

一般常加在素菜中烹調的黑棗、紅棗、葡萄乾等乾果類，皆屬於水果類食物，其熱量亦不少，礦物質（如鈣、鐵等）含量豐富。

素食的烹飪

從前由於物質較缺乏，所以只求「吃得飽」，隨著物質文明進步，各式各類食品變得豐富，人們就開始講究要「吃得好」；由於近年來醫學保健知識的提升，人們更逐漸開始注意到更要「吃得健康」。

要吃得健康，食物的選擇固然需要注意，烹飪的方法也是很重要的一環。一般說來，太多的人工精製品，太多的調味料，或者高溫的燒、烤、煎、炸、蒸、滷，不僅讓食品失去了原有的甘美甜味，也破壞了新鮮食品中所含的維生素、蛋白質，是一件得不償失的事情。

關於油的使用，所有的油，如橄欖油、芥花油、花生油、苦茶油、麻油等都應該輪用，因為每一種油含不同的脂肪酸及營養素。

素食的烹飪，講求清淡、簡單，一切從簡，忠於原色、原味，沒有太多的調味料，選擇自然而不加人工添加物的食品，加少許調味、適度的烹飪，不僅香甜可口，而且食用時會帶給人們一分平靜自在與喜悅的感覺和心情。這才不失素食的本意，亦是修身養性的好方法。

少吃高熱量的素食

採取素食飲食，仍需注意每樣食物的營養成分，讓正確均衡的素食，永保身體的活力健康。有些食物口味較重或是過度烹調，其中糖分及油脂含量較高，需限量食用。如：全脂奶、調味奶、乳酪、布丁、冰淇淋、奶昔、荷包蛋、炸豆製品、炒飯、炒麵、炒米粉、甜鹹麵包、煎蘿蔔糕、年糕、紅豆湯、綠豆湯、水果沙拉、油炸蔬菜、堅果類、種子類、海綿蛋糕等。

有些食物營養素含量少、熱量高、糖分及油脂含量更高，僅能在特殊年節場合偶爾吃吃。如：巧克力、蜜餞、洋芋片、薯條、甜甜圈、奶油蛋糕、夾心餅乾、鳳梨酥、核桃酥、蛋塔、月餅、芝麻棒、開口笑、包裝果汁、汽水、馬蹄條、炸芝麻球、速食麵、香酥豆包、糖醋炸豆腸、酥炸芋球、鹽漬醬菜等。

八大素食營養指標

臺灣的素食可分為五大類：純素、奶素、蛋素、蛋奶素及植物五辛素。根據二〇〇八年版《臺灣食品消費調查統計年鑑》，臺灣素食人數約總人口的十％，不吃奶、蛋的純素者約占二％。

以下摘錄衛生署食品藥物管理局在二〇一一年七月公布的《八大素食飲食指標》，是很有幫助的飲食參考。

一、依據指南擇素食，食物種類多樣化

食物根據其所含有的營養狀況，分為全穀根莖類、豆魚肉蛋類、蔬菜類、水果類、低脂乳品類、油脂與堅果種子類等六大類食物。依據素食的食物選擇原則，素食種類有「純素」、「蛋素」、「奶素」、「奶蛋

素」，豆魚肉蛋類在「純素」及「蛋素」者，其會以豆類、蛋類取代。

二、全穀至少三分一，豆類搭配食更佳

全穀根莖類食物提供碳水化合物及部分蛋白質，其中未精緻全穀根莖類可提供維生素B群、纖維素及微量礦物質，豆類食物，尤其是黃豆及其加工製品可提供豐富蛋白質。豆類食物和全穀類的蛋白質組成不同，兩者一起食用可以達到「互補作用」，因此建議每天要有全穀根莖類食物和豆類食品的搭配組合，且建議多選擇未精製全穀類，最好全穀根莖類要占總量的三分之一以上。

三、烹調用油常變化，堅果種子不可少

葵花油、大豆沙拉油、橄欖油在高溫中容易氧化，建議不要用來油炸食物，椰子油和棕櫚油雖然是植物油，所含飽和脂肪酸比較高，會升高

血液中的膽固醇，不建議食用太多。建議在考慮烹調方法之外，還應經常變換烹調用油。建議每日應攝取一份黑芝麻、白芝麻、杏仁果、核桃、腰果、開心果、花生、夏威夷豆、松子仁、各類瓜子等堅果種子類食物，同時建議多樣化選擇，以均衡營養攝取。

四、深色蔬菜營養高，菇藻紫菜應俱全

深色蔬菜營養價值高，富含多種維生素、礦物質，而蔬菜中的菇類（如：香菇、杏鮑菇、喜來菇、珊瑚菇等）、藻類（如：麒麟菜、海帶、裙帶菜、紫菜等）提供了維生素B12，其中又以紫菜的維生素B12含量較多，因此建議素食飲食中蔬菜類攝取應包含至少一份深色蔬菜、一份菇類與一份藻類食物。

五、水果正餐同食用，當季在地份量足

新鮮蔬菜或水果為維生素C之食物來源。維生素C與鐵吸收率呈正相關。建議在三餐用餐，不論餐前、餐中、餐後同時攝食水果，可改善鐵質之吸收率。

六、口味清淡保健康，飲食減少油鹽糖

日常飲食在烹調時應減少使用調味品，烹調多用蒸、煮、烤、微波代替油炸的方式減少烹調用油量。還要少吃醃漬食物、調味濃重、精緻加工、含糖高及油脂熱量密度高的食品，以減少油、鹽、糖的攝取，在飲食中確實做到少油、少鹽、少糖。

七、粗食原味少精緻，加工食品慎選食

素食的加工食品，多以大豆分離蛋白、麵筋、蒟蒻或香菇梗等經過加工製程做成類似肉類造型或口感的仿肉食品，製作過程經常會添加食品添

加物，以增加其風味或口感，因此建議素食飲食應多選擇新鮮食材，少吃過度加工食品。

八、健康運動三十分，適度日曬二十分

日常生活充分體能活動是保持健康所不可或缺的，藉由適量的熱量攝取，配合體能運動增加新陳代謝速率，是健康的體重管理方法，建議持續健康多活動，每日至少三十分鐘。臺灣地區全年陽光充足，每天日曬二十分鐘就足以在體內產生充足的活化型態維生素Ｄ來幫助鈣質吸收，所以建議素食者應適度進行戶外體能活動，除消耗熱量外，還可避免維生素Ｄ缺乏。

我是營養師，我吃素——

臺北慈濟醫院臨床營養師張亞琳

在我國小的時候，阿婆（客家話：奶奶）在廟裡發願後開始吃素，因為不忍心阿婆一個人吃，所以我跟姊姊常常陪著阿婆吃。感覺素菜的味道似乎少了一味，而且菜色比較少，現在想起來，可能是那時媽媽不太會煮素食吧。

到了國中，小阿姨全家因信仰佛教而改為素食。感覺跟小阿姨一家人相處時特別舒服，跟著表弟妹一起救小蟲，覺得心中充滿了愛心，回到家看著媽媽煮菜，問她：「如果我們把雞兒子吃掉，雞媽媽找不到孩子或如果我們吃的是雞媽媽，雞孩子找不到媽媽怎麼辦？」媽媽說：「對啊……」之後就沒再說話了。但，這種感覺後來又漸漸淡了。

高中時看了一部影片《生命的吶喊》，片中動物的眼神讓我很心痛，之後看到餐桌上的肉就良心不安，但遲遲下不了決定，直到二十歲生日，用「開始一輩子素食」當自己的成年禮。同時希望其他人也能不殘害生命，因此想推廣素食，若以專業的身分去推廣，相信說服的力量會更大，因此努力考上營養師。如今吃素已經十多年了，對素食了解愈多，愈發現它的好處及必要性，吃素的決定不但沒有動搖，反而愈來愈堅定，希望有愈多的人加入素食的行列一起來救健康、救地球。

輕素食譜

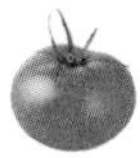

一千六百到二千大卡的一日套餐

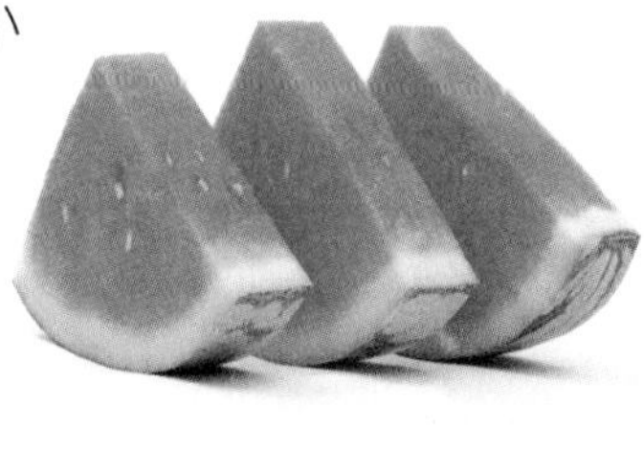

【一千六百大卡套餐】

早餐：黑豆豆漿一杯：二百四十西西

健康三明治：全麥土司二片、杏仁片十克、苜蓿芽（或小黃瓜絲）二十克、花生醬十克、蔓越莓乾三克

西瓜一份：連皮重約三百克

午餐：糙米飯一碗

麻婆豆腐：素肉末十克、胡蘿蔔十克、豆腐七十克

清炒素三絲：金針五克、筍絲二十克、素肉絲十五克（或豆皮）

芹菜蒟蒻：芹菜二十克、蒟蒻二十五克

川燙地瓜葉：五十克（約半碗）

紫菜湯

芭樂半顆

晚餐：地瓜飯一碗

福慧雙結：百頁結滷海帶結，百頁結二克、發泡好海帶結二十克

紅白相依：刈薯炒素火腿：刈薯切條狀二十克、素火腿切條狀二十五克

青江草菇：青江菜三十克、草菇五克

炒綠豆芽：綠豆芽五十克

冬瓜薑絲湯

小番茄十粒

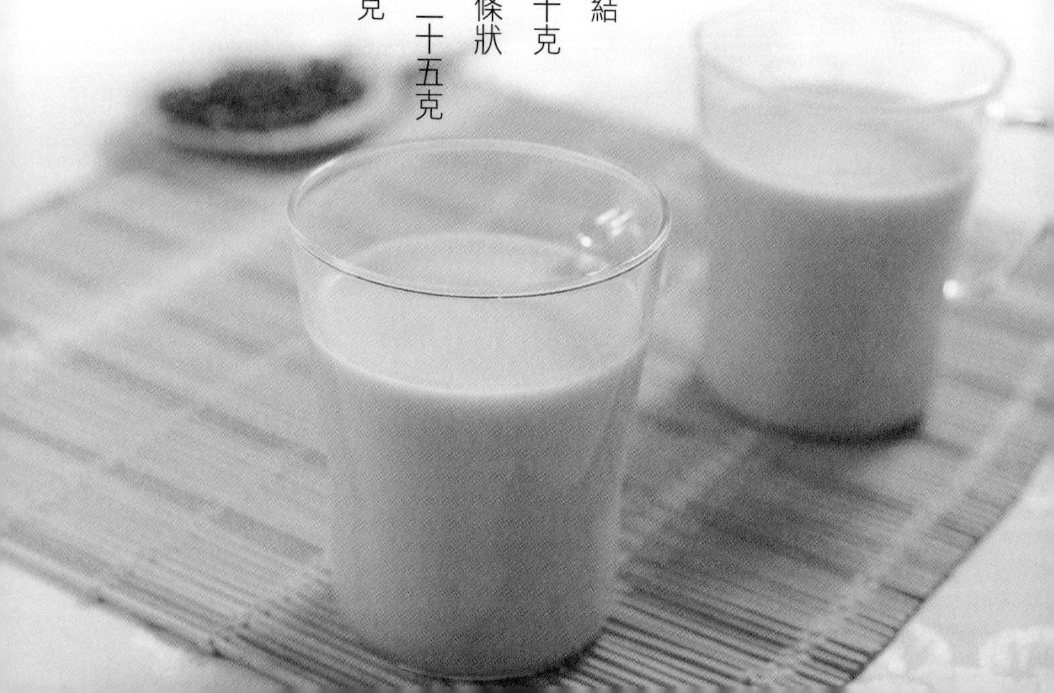

一千八百大卡套餐

早餐：**豆漿一杯**：二百四十西西

素漢堡：漢堡麵包一個、黑胡椒素肉一片、番茄、小黃瓜、生菜少許

蜜香水果沙拉：美濃瓜、葡萄、蘋果、香蕉去皮切丁，綜合約一碗，加十五克蜂蜜、葡萄乾十五克

午餐：**飯糰便當**：一碗飯量作成四個長條形飯糰，以海苔片於中間圍一圈

便當配菜：**素瓜子肉**（以模型盛裝）

炒三色豆

薑絲海根（同屬於海帶類，顏色較淡、吃起來較脆）

大黃瓜炒素貢丸

水梨半個

點心：椰香芋頭西谷米：椰汁一百西西、芋頭四十五克、西谷米二十克

晚餐：糙米飯一碗

蒸豆皮捲：豆皮捲五十克

豆醬豆腐：豆腐一百克、豆醬少許

豆苗鮮筍：豆苗二十克、竹筍五十克

炒葫蘆瓜：葫蘆瓜五十克

馬鈴薯濃湯

奇異果一顆

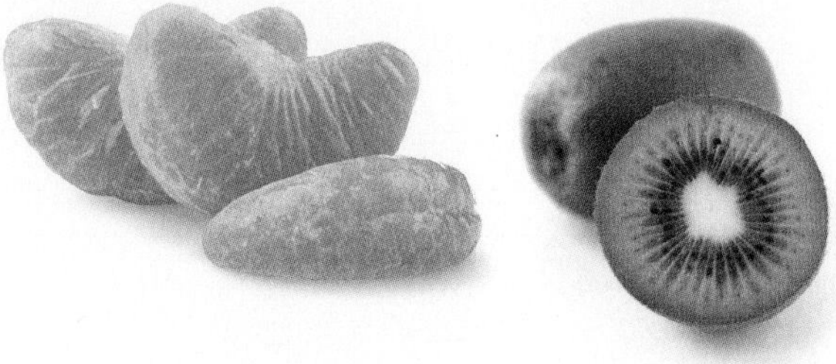

二千大卡套餐

早餐：圓形壽司：壽司飯一碗半，加配料：三寶粉（大豆卵磷脂粉、啤酒酵母粉、小麥胚芽粉混合）、芝麻、豆枝、小黃瓜、豌豆嬰、無蛋沙拉醬，加海苔片包成壽司

味噌豆腐湯

橘子一顆

午餐：南瓜飯一碗半

黃豆滷麵輪：麵輪二十克、黃豆五克

竹輪燴大白菜：竹輪二十克、大白菜三十克

熱炒三丁：炒素火腿（切丁）、小黃瓜（切丁）、玉米粒各十五克

鳳梨木耳炒麵腸：麵腸二十克、鳳梨十五克、黑木耳五克

酸菜豆皮湯

楊桃一個

點心：紅豆薏仁一碗

晚餐：毛豆飯一碗

清蒸枸杞百頁豆腐：百頁豆腐八十克、枸杞、當歸少許

五香豆干絲：五香豆干絲拌香油、芹菜末

鳳梨燜苦瓜：苦瓜一百克、米醬鳳梨二十克

炒油菜：油菜一百克

薑絲海帶苗湯

柳丁一顆

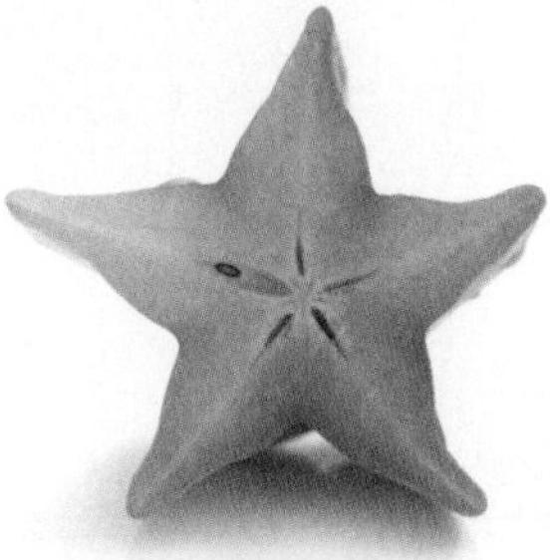

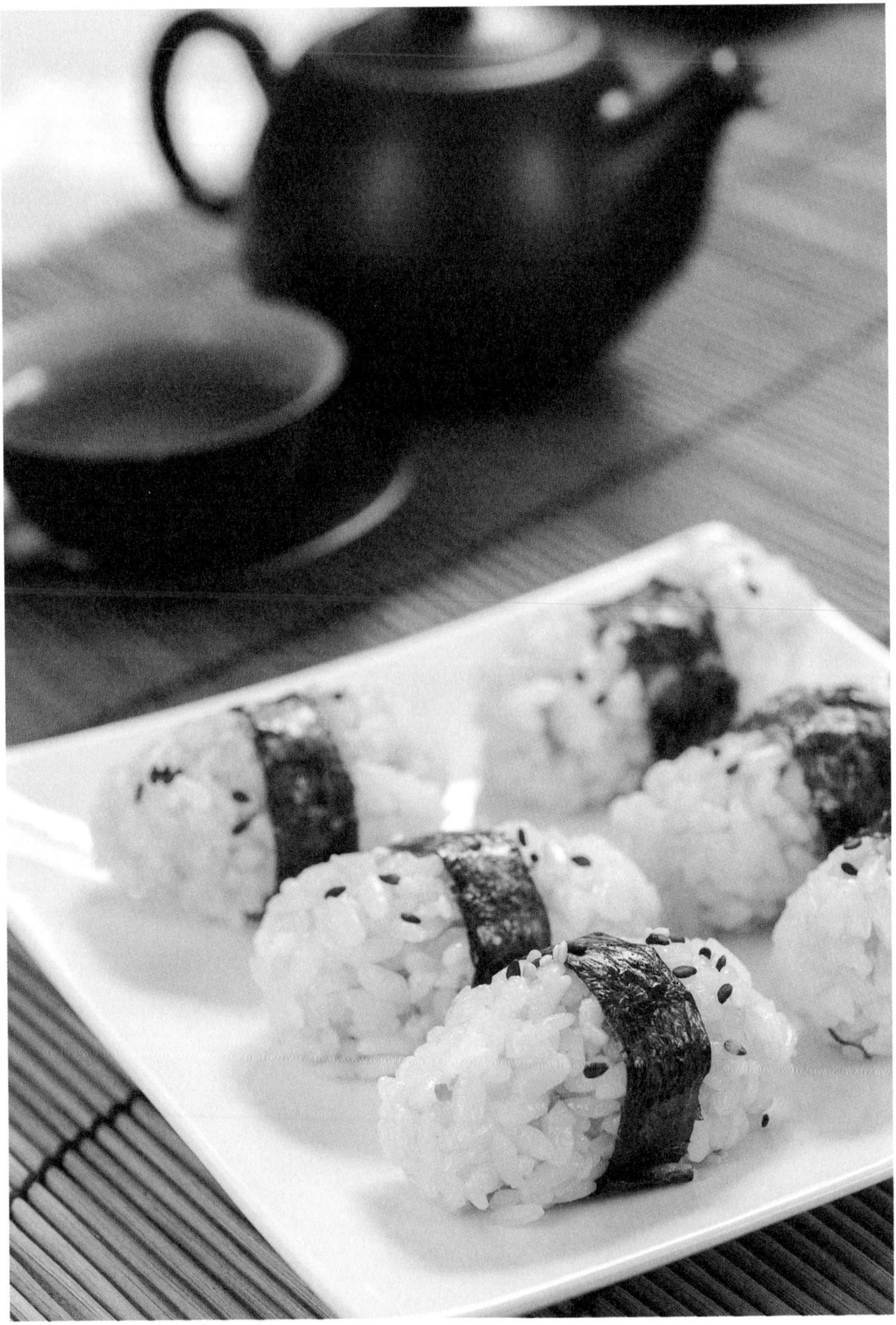

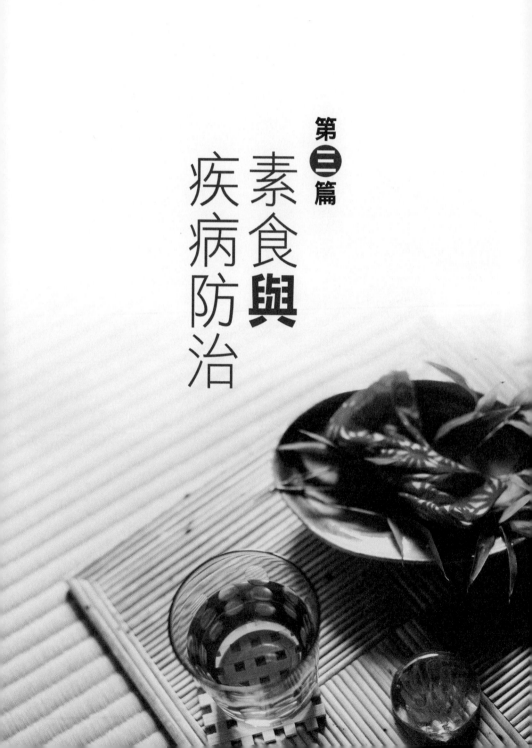

第三篇

素食與疾病防治

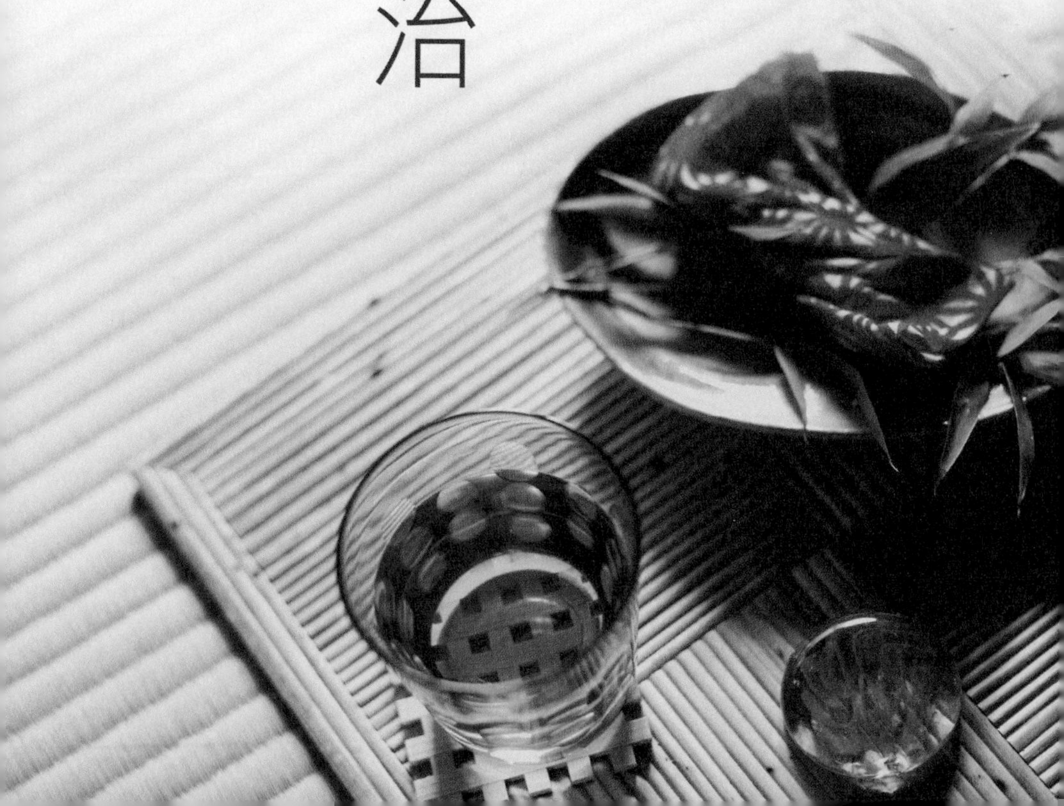

第一章

心臟病的防治

心臟病的形成原因

心臟病依照其形成的原因，分成許多類，因遺傳或在子宮裡發育不正常而引起的，稱為先天性心臟病；因孩童時期鏈球菌感染後，造成風濕熱，所引起心臟瓣膜狹窄或閉鎖不全，稱之為風濕性心臟病；有因細菌、病毒、甚至於寄生蟲，直接感染心臟而引起的，叫做感染性心臟病；又有因藥物、重金屬或酒精引起的，稱做中毒性心臟病；而因長期高血壓所引起的，則稱之為高血壓心臟病；也有些是心臟功能老化，尤其是心臟裡負責電流傳導的系統，因逐漸衰退而引起的傳導不良或心跳過慢，稱為退化性心臟病。

而其中最重要的、也是老年人最容易罹患的，由動脈硬化所引起的心臟循環不良，就稱之為缺血性心臟病，也就是冠狀動脈心臟病（簡稱冠心病）。

心臟的功能

心臟在人體內，最主要的功能，就像一部抽水機，要把從靜脈回流到心臟的血液，打出至主動脈而循環到全身各處，血液經由微血管與各組織交換氧氣、養分以後，再由靜脈流回到心臟來。

心臟分成左右兩邊，左右兩邊又各再分成居上的心房、居下的心室，所以心臟共有四個空間：右心房、右心室、左心房、左心室。

右心房負責接受全身回流的血液，包括從頭部、上肢來的上腔靜脈，和從下肢及腹部各器官回流的下腔靜脈，右心房收集從上、下腔靜脈回流的血液，再把它運送到右心室（見圖一）。

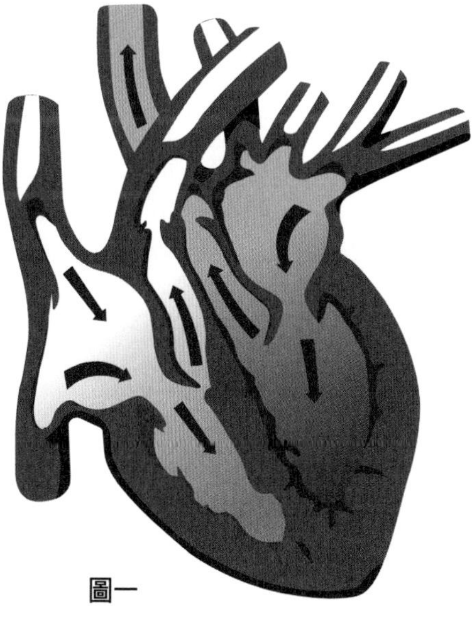

圖一

右心室再把血液輸送到肺動脈，進入肺循環，經由微血管與肺泡裡的空氣交換氧氣與二氧化碳以後，再經由肺靜脈回流到左心房。

左心房將血液輸送到左心室，左心室再把血液輸送到主動脈而循環至全身，經由微血管與各器官組織交換氧氣、二氧化碳及養分後再回到右心房，如此周而復始，叫做循環。

為了維持循環的順暢，心臟裡面有多樣巧妙的設計，首先，為了維持血流單一流向，心臟擁有四個瓣膜，瓣膜分別介於兩心房與兩心室及兩心室與肺動脈、主動脈中間，瓣膜的一開一閉，可以避免血液回流，維持血液的單方向流動，所以瓣膜要是發生狹窄或閉鎖不全，雖然心臟肌肉很強，仍然會導致「心輸出不足」的情形。

另外，為了協調心房、心室的收縮，心臟裡有一套電導系統，讓心房先收縮，等血液都擠進了心室後，心室再收縮，把血液輸送到動脈裡去，維持順暢的血流。這套電導系統要是發生問題，也會造成心輸出不足，甚至昏厥的現象，這就需靠裝心律調節器來治療。

為了供給心臟本身肌肉的養分及氧氣，心臟擁有從主動脈分支出來、屬於自己的動脈，因為它環繞著心臟，形狀像皇冠一樣，所以叫做冠狀動脈。冠狀動脈在正常的情形，右邊有一條，左邊也有一條，左邊的一條很快地又成兩條，一條向前、向下走，叫做左前降動脈，一條向左迴旋叫做左迴旋動脈，所以一般來說，冠狀動脈有三大條：右冠狀動脈、左前降動脈及左迴旋動脈，每條又再細分出許多支流，來供給心肌養分及氧氣，如圖二所示。

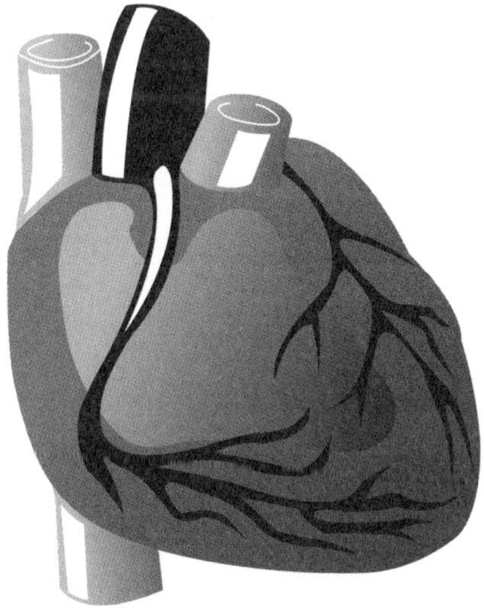

圖二

冠狀動脈硬化的危險因子

冠狀動脈的硬化原因很多，容易導致冠狀動脈疾病的因素，叫做危險因子，其中有些是無法改變的，有些則是可以改變的。

無法改變的危險因子：遺傳、性別、年齡

遺傳是一個很重要的因素，直系親屬得過冠狀動脈心臟病的人，很容易得到這種病；另外男性較易罹患此病，女性因有女性荷爾蒙保護的關係，罹患率會比男性來得低，但在停經後即「迎頭趕上」。年齡也是一個重要的因素，一般說來，四十歲以上的人，才較易罹患此病，但是現代人由於生活緊張，食物中熱量、脂肪含量高，再加上缺乏運動，罹病的年齡有逐漸下降的趨勢，三十幾歲甚至二十幾歲的人罹患此病亦時有所聞。

可以改變的危險因子：高膽固醇

最近許多研究結果，毫無疑問地確定了血中脂肪與冠狀動脈硬化的直

接關係，像血中膽固醇從150-180mg/dl開始到300mg/dl以上者，與冠心病的罹患率就有直接的關係。血中的膽固醇增加一％，罹患冠心病的機會就增加二％，一般來說，血中的膽固醇，最好在180-200mg/dl範圍內，要是超過240mg/dl以上，就需要治療。高膽固醇的人，要是再加上高血壓、肥胖、糖尿病、抽菸等其他危險因子，罹患冠心病的機率，就大大地增加。

人體血液中的膽固醇有兩個主要的來源，一種是體內自己製造的，一種是由食物中獲得的。體內膽固醇的製造及循環，是靠人體的基因製造出來的種種酵素來控制的，因此先天性的高膽固醇病患者，即使含膽固醇的食物一口都不吃，血中膽固醇濃度仍然很高。但是大部分人所罹患的高膽固醇症，多是因為食物中膽固醇含量高而導致的。根據傳統的研究報告得知，絕大多數的人，血液中的膽固醇濃度與食物中所含的膽固醇有直接的關係，食物中所含膽固醇越高，血液中膽固醇濃度也就越高。

生活、飲食和心臟疾病的關係

一、飲食

素食可降低心臟血管疾病罹患率，主要有幾個原因，一來因為植物食品中不含膽固醇，所以素食者血中膽固醇濃度自然比一般人低許多；另外，人體的肝臟，因為新陳代謝的需要，所合成的膽固醇一部分會分泌到膽汁裡面，但是在腸子裡與食物混合消化後會被再吸收，大部分會被輸送到血液裡加入循環。素食中含量極高的纖維質，尤其是白菜、花椰菜等食物，能夠抑制膽固醇的再吸收，因而降低血中膽固醇的濃度。所以高膽固醇的人，除了避免含膽固醇的動物性食品以外，每天食物中的脂肪要在三〇%以下，而其中飽和性脂肪要在一〇%以下，膽固醇需控制在二〇〇毫克以下。

新鮮的蔬菜水果降低膽固醇的效果特別好，另外，胡蘿蔔、番茄有豐富的抗氧化劑，而蔥、蒜則有降低血管硬化的作用。

血中膽固醇濃度與冠狀動脈心臟病有直接的關係，血中膽固醇濃度愈高，就愈容易囤積在血管壁，造成血管硬化，這是素食者得心臟病機率低的最主要原因。

血液中的膽固醇主要可以分為兩種，一種含蛋白質較多，密度較高的，叫做高密度膽固醇。這種膽固醇像清道夫一樣，可以幫忙清除血管內的膽固醇，再把它回收到肝臟加以新陳代謝，所以這種高密度膽固醇血中含量愈高，膽固醇囤積在血管壁的機會就愈小，比較不容易罹患血管硬化，因此稱為好的膽固醇。

另外一種含蛋白質較少，密度較低的叫做低密度膽固醇。這種膽固醇，經氧化後容易囤積在血管壁，造成血管硬化。當血中濃度愈高，囤積在血管壁的機會就越大，所以是壞的膽固醇。根據統計，素食者血液中的低密度膽固醇要比非素食者低三七%，不容易有膽固醇囤積在血管壁的現象，這也是素食者得血管病少的另外一個主要原因。再者，低密度膽固醇的氧化，是在血管壁囤積之前的一個重要步驟，而許多蔬菜水果中含高量的抗氧化劑，像維生素Ｃ、維生素Ｅ、β胡蘿蔔素等等，可以抑制低密度膽固醇的氧化而降低血管硬化的可能性。

素食中所含不飽和性的脂肪酸，可以取代在血小板裡面的飽和性脂肪酸，而降低血小板的凝聚性，抑制血栓的形成，這不僅可以減少血管硬化的程度，而且可以避免急性心肌梗塞的發生，因為急性心肌梗塞乃是血小板凝聚在血管壁，造成血栓而導致血流完全阻塞所引起的，這些都是素食者較少罹患心臟血管疾病，或因心臟病引起死亡的重要原因。

研究又發現，從血管壁產生的「放鬆因子」原來就是一氧化氮，這個因子因為能抑制血小板的凝聚，使血管擴張，避免低密度膽固醇侵入血管壁，所以它可以預防血管的硬化。

素食中，特別是堅果類食品，像杏仁、花生、胡桃等，就含有一種極高量的胺基酸，正是一氧化氮的主要來源。由動物實驗中已經證明在高膽固醇的兔子身體裡，血管壁放鬆因子功能不良，若加上這種胺基酸可以使它恢復功能。人體試驗也證明了食用堅果類食品，可以大幅地降低冠狀動脈心臟病的發生及死亡率。罹患血管硬化的病人，除了避免高脂肪的動物性食品以外，更需要多食用新鮮蔬菜水果及含有花生、杏仁、胡桃等堅果類食物。更進一步的研究報告顯示，素食加上適度的運動，不僅可以預防、減低血管硬化的發生，甚至可以把已經阻塞的血管再打通，這些罹患冠狀動脈心臟病的患者經過六個月到二年嚴格的素食飲食控制，加上規律性的運動，都能夠大幅減低動脈阻塞的程度。

二、壓力

壓力太大、生活緊張也是造成冠心病的重要原因之一。緊張的情緒，會增加體內腎上腺素的分泌，不僅造成心跳加速、血壓升高，而且還會導致血管收縮，增加血管壁脂肪的囤積，因而加速動脈硬化的形成。

容易緊張、凡事操心、要求完美、迫不及待和神經質的人容易罹患此病。所以，紓解日常生活壓力，凡事平心靜氣、輕鬆以對，維持平穩的心跳、血壓，降低心臟的負荷，進而減少冠狀動脈心臟病的產生，是非常重要的課題。一般而言，足夠的睡眠加上適度的運動或學習打坐、瑜伽、太極拳等，都能幫助生活步調放慢放鬆，從而降低心臟病的罹患率。

三、運動

適度的運動，可以促進血液循環、幫助身體的新陳代謝，這是眾所皆知的事實。現代的社會，文明發達，大家以車、電梯代步，運動的機會愈來愈少，許多人由早到晚為生活而奔波忙碌，也抽不出時間來做定期、規則性的運動。

根據美國的統計，五六％的男性及六一％的女性缺乏規則性的運動，研究報告顯示，定期、規律的運動可以減低三分之一冠心病的罹患率。

運動一定要有規律，能夠每天做是最好，最起碼要每週三次，每次最少四十五分鐘以上。每週一次、甚至每個月才做一次的運動是弊多於利，因為偶爾才做一次的運動，尤其是太過劇烈的運動，不僅無助於心臟血管及循環功能的促進，反而容易造成傷害，千萬不可冒然為之。

要避免在飯前或飯後馬上做運動。另外需要注意的是，為了避免筋骨、肌肉的損傷，運動開始前最好先做暖身動作，先舒筋骨，否則立刻運動不僅容易造成挫傷、扭傷，而且人體的心臟對於突然增加的壓力沒辦法應付，會造成許多問題。要結束運動的時候，也不能夠突然停止，一定要漸漸地慢下來，讓身體的血液循環系統有時間適應，才不致產生問題。

運動量也要按年齡而有所不同，運動心電圖可以提供很好的指標。一般來說，適當運動的心跳，要在最高心跳的六〇%到八五%之間，才能夠達到最佳的運動效益。

人類的最高心跳，隨著年齡的增加而降低，最簡單的計算方式，是以二二〇減去年齡。譬如說，四十歲的人，最高心跳是二二〇減去四〇，等於一八〇，一八〇的六〇%是一〇八，所以他運動時的心跳最少要達到一〇八下才算有效。另一方面來說，八十歲的老先生，他的最高心跳是二二〇減去八〇，等於一四〇，一四〇的六〇%是八十四，運動時心跳只要達到每分鐘八十四下，就能夠達到運動的目的，對於心臟血管循環功能就有所幫忙了。

所以，年紀大一點的人打打太極拳、練練氣功或散散步，運動量就夠了，但年輕的人一定要有比較大的運動量，像打球、慢跑或爬山，才能達到足夠的心跳，以促進血液循環，而得到運動的好處。

四、肥胖

肥胖，指的是身體內脂肪太多。由於經濟的改善，每人每日攝取的熱量增加，再加上缺乏運動，多餘的能量就以脂肪的方式囤積在體內，所以肥胖的人愈來愈多。

而人體的肥胖程度，可以用體重與身高的比例來衡量，按照不同的體型及身高，可以列出標準的體重，要是體重超過標準的二〇%，就算是肥胖。另外，皮下脂肪層的厚度，亦可用來推算體內脂肪組織的含量，進而估計體重中脂肪所占的百分比，男性要是超過二五%、女性超過三〇%，就算是肥胖。

還有一種方法，也就是普通最常用的標準，是身體的質量指數BMI，也就是用體重除以身高（公尺）的平方而成。一般的定義，要是BMI超過二七．八就是肥胖，BMI最好是在二十五以下，按照此定義，在二〇〇〇年左右，全世界的人口大約百分之二十有肥胖的現象，WHO世界衛生組織二〇〇八年的報告，全世界二十歲以上有三五%體重過重，而到了二〇一二年五月WHO發布的健康統計，全球達肥胖標準的成人已經十二%。肥胖的程度，即BMI的大小，與死亡率的高低有直接的關係。

一些內分泌的疾病，如腎上腺瘤、甲狀腺機能不足、胰島素分泌過多及其他中腦下丘的種種病變，也會導致肥胖。

絕大多數肥胖的人，都是因為每日攝取的熱量過多，再加上缺乏運動而引起的。肥胖除了直接或加速造成退化性關節炎、坐骨神經痛、腳靜脈瘤、靜脈栓塞、疝氣及膽結石的產生，還會間接造成高血壓、糖尿病、高血脂症、呼吸不良症候群、腎上腺功能異常及血管硬化等疾病。

雖然肥胖的人不一定有糖尿病，但是絕大多數（八〇％至九〇％）糖尿病患者都有肥胖的現象。肥胖直接影響身體對胰島素的反應，造成血糖升高；肥胖也會增加體內血液總量，造成血壓升高，因此肥胖的高血壓患者需要減肥。肥胖的人得高血壓、糖尿病的機會是一般人的三倍，減輕體重可以幫助高血壓、糖尿病的控制。

另外，肥胖造成的高血脂亦是導致冠心病及腦中風的一個重要危險因子。肥胖尤其會使低密度、超低密度脂肪、膽固醇及三酸甘油脂明顯升高，而血中脂肪濃度升高的程度與體重成正比。

適度的節食和規律的運動，是控制體重的良方。素食者攝取較多纖維質，可以抑制腸子對熱量的吸收，加上沒有高熱量的動物性脂肪，可以預防肥胖的產生，進而降低冠狀動脈心臟病的罹患率，所以素食是治療肥胖的一種好方法。

五、抽菸

抽菸是導致冠心病的一個很重要的危險因子，抽菸對於健康的影響甚鉅；在美國，每五個人中就有一個是因抽菸引起的疾病而造成死亡，換句話說，五分之一的死亡是抽菸所引起的。

愛犬雪克——花蓮慈濟醫院牙科部主任黃銘傑

算一算，不知不覺已經吃素將近十五年了。

應該是從馬祖當兵說起。當時服役於馬祖野戰醫院，外島物質缺乏，醫院也養了幾頭豬，以便逢年過節加菜之用。擔任採買的人必需監督廚房食物的準備與烹調，我因此有機會親眼目睹了活生生的豬被五花大綁及宰殺的過程，觸目驚心的畫面至今仍忘不了。從此以後，每次看到或聞到豬肉味，就似乎從胃中冒出一股豬腥味，對豬肉就越來越不敢領教了。

退伍後回臺大醫院當牙科住院醫師，與太太養了一隻叫雪克的小狗。有一天，十個月大的雪克突然一陣狂吠後在屋內狂奔，最後跳到我的懷中發抖，一個多月後又發生一次。經獸醫診斷是癲癇小發作。經人建議，雖然心中不是很相信，但姑且一試，就經常唸大悲咒回向給雪克的所謂冤親債主們，想不到發作的次數慢慢減少，最後竟不藥而癒。在接觸佛法後免不了會接觸到一些素食的觀念。太太從小身體就不是很好，看了許多素食的書籍後，決定開始吃健康素食，而我因為陪著太太吃飯，自然也成了大半個素食者。拜素食之賜，我太太的許多陳年毛病竟也好了大半。

大兒子出生那一年，父親因大腸癌開刀，由於大腸癌若多攝取膳食纖維可能有直接的幫助，為了勸說父親多吃素食，於是我決定陪父親吃素，從此不再碰葷食。而初生的兒子我們也決定讓他成為素食者。

吃素雖然有些許不便，只要下決心就成了，但要小孩從小吃素，卻是萬般地困難。難的不是小孩，而是那些偏執的大人、親戚們。一聽到小嬰兒也要跟我們吃素，就跳出一大堆反對的聲音。其實我們也看了許多書籍、雜誌和文章，知道素食對小孩的正面影響絕對較多；加上許多病人、朋友，他們的小孩也不乏胎裏素的情況，且健康狀況良好。有了許多的正面結果當後盾，讓我們的心更加篤定。

兒子小學四年級時參加太魯閣馬拉松，很輕鬆地跑完健跑五公里的路程；他在班上成績也名列前茅。可見吃素是健康的，這是不容質疑的。

我在初到花蓮的頭一、兩年，就因為工作姿勢常需彎腰駝背而造成椎間盤突出，有一陣子還常常跑復健科做復健，心中憂心地想：完了！才三十出頭，我牙科事業才要起步而已，就已經得到腰酸背痛的老人病了。但吃素後，由於肌肉耐力自然地加強，就不用再到復健科報到！而太太過去因為體質虛弱常常感冒，加上腸胃又差，一吃感冒藥後又會演變成胃發炎，每次非打個三、四天的點滴讓胃休息不可！這樣的戲碼在我們吃素前不斷地重演，一年要演個兩、三回，但她吃素後竟然逐漸不藥而癒，而且氣色越來越好。

素食十五年，這一路走來是那麼地自然，卻也是許多因緣所牽引，感謝這一路走來帶引我們的小狗及我的太太和讓我最後下定決心完全吃素的父親。感恩！

養生健心素套餐

絲瓜香豆腐（三人份）

材料：絲瓜半條（或角瓜一條）、三角油腐四小塊、薑少許

調味料：油一小匙、鹽、香油適量

作法：

1. 絲瓜切長條狀，薑切成薄片。
2. 起油鍋（油一大湯匙），薑片爆香後，加入少許醬油膏及三角油腐入鍋中燒滷，接著放入絲瓜，再稍微拌炒，放入鹽拌勻後，即可起鍋。

註：絲瓜烹煮時易出水分，如果加入易吸收味道的油豆腐一起烹調，能提升絲瓜的鮮美與豆腐的口感。因為油豆腐含油脂較多，故建議與青菜一起烹調較適宜。

清蒸枸杞百頁（二人份）

材料：百頁豆腐一條、當歸半片、枸杞適量

調味料：水或素高湯半杯、鹽適量

作法：

1. 百頁豆腐每條橫切成六片，平鋪於盤中，加入當歸、枸杞、高湯及鹽。
2. 放入電鍋或蒸鍋，蒸約十五分鐘，起鍋後即可食用。

註：百頁豆腐亦為大豆分離蛋白的成品，蛋白質品質較普通豆腐高，市面上許多百頁豆腐的作法都是油炸、油煎或用滷的，味道較重、熱量也較高。以中藥

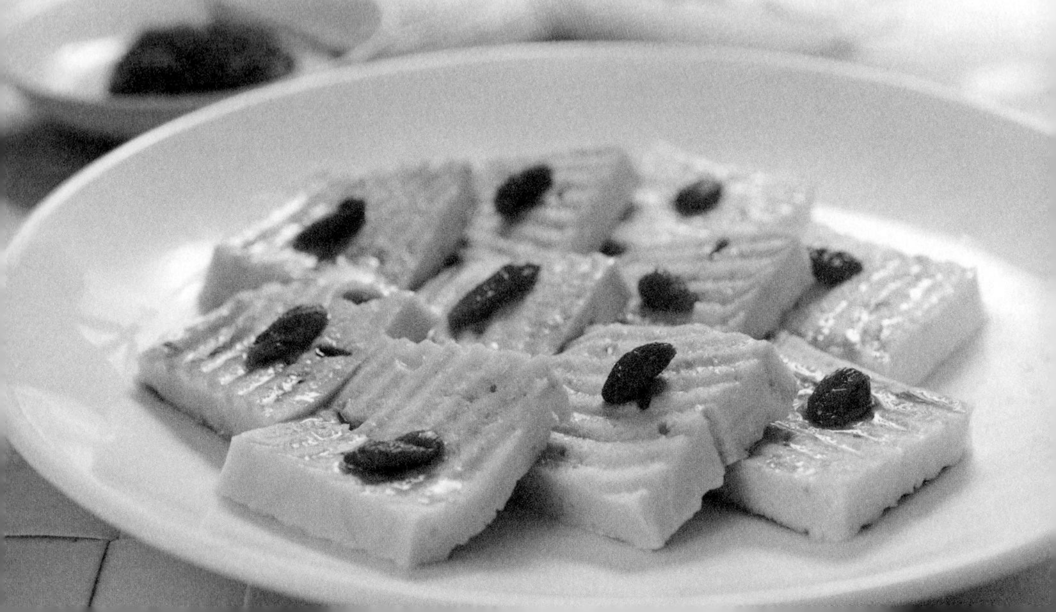

材來提味，特別是枸杞的中藥甜味，不用加味精就非常甘美，此道菜非常適合牙齒不好的老年人吃，入口即化。

白蘿蔔素排骨（三人份）

材料：白蘿蔔（中）半條、素排骨三十公克、香菜十五公克

調味料：鹽、香油適量

作法：

1.白蘿蔔切滾刀塊，放入鍋中加水至白蘿蔔全泡到水，用中火煮約十分鐘。

2.加入素排骨一起煮到素排骨變軟，且稍有芶芡狀，再加入鹽拌勻。

3.灑上香油及香菜即可起鍋。

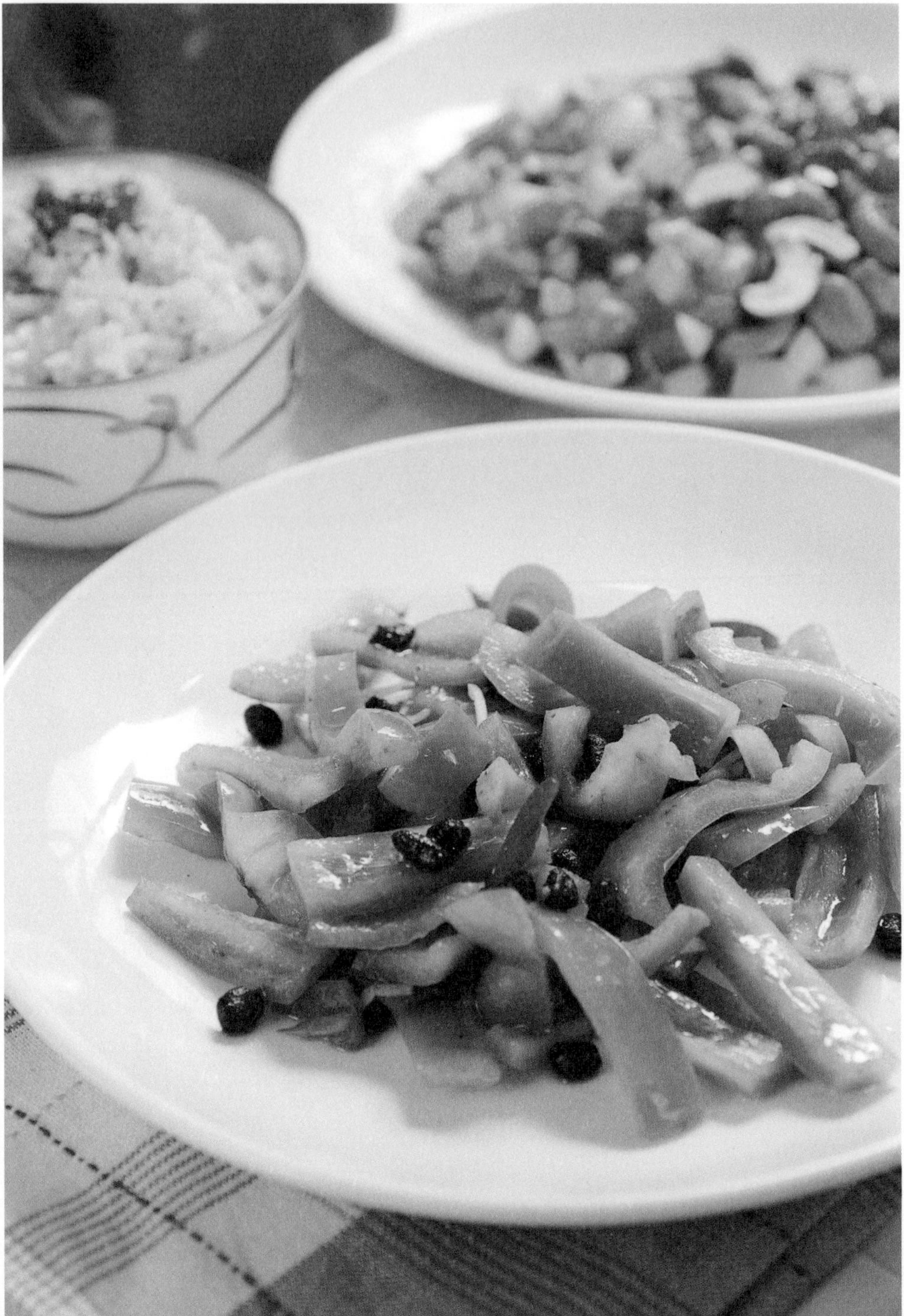

註：素排骨是麵輪加太白粉的再製品，故不用加太白粉芶芡，就會稍有芶芡狀。此道菜完全不用再加任何調味料，白蘿蔔的甘甜味道自然會被提味出來。

豆豉青椒（三人份）

材料：青椒四個、豆豉半湯匙、薑絲半湯匙

調味料：油一湯匙

作法：

1. 青椒去子切成長條狀，豆豉泡水瀝乾。
2. 起油鍋將薑絲、豆豉爆香，放入青椒拌炒後，沿鍋邊倒入半碗水，稍微將青椒燜入味後，即可起鍋。

註：青椒用如此作法味道會很甜，完全不用任何複雜的調味料，其湯汁拌飯吃味道很好。亦可嘗試以青辣椒取代青椒入菜。

第二章

高血壓的防治與素食

認識高血壓

飲食和高血壓的關係

高血壓的併發症

素食如何降血壓

減鹽烹調小技巧

【速素來見證】白髮阿公素回春——

大林慈濟醫院血液腫瘤科主任蘇裕傑

【輕素食譜】減鹽高纖餐

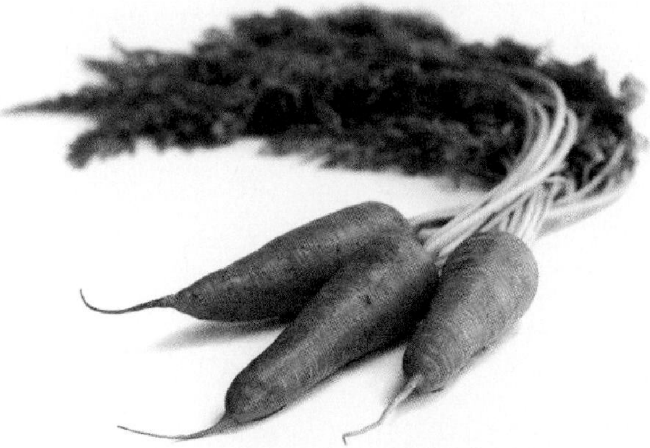

認識高血壓

人的血壓並不是固定在一個數值上，而是每天二十四小時，隨著環境的改變而起起伏伏。睡眠、休息可以讓血壓下降，而憤怒、驚慌、疼痛、受寒及運動都會讓血壓升高。

一般採用的血壓值是指休息、坐著或躺著時，用間接的方式（一般的血壓計）所量出的數值。運動過後馬上量血壓，或者容易緊張興奮的人，所量的血壓並不能夠代表二十四小時的平均值。

有一種血壓症狀叫「白袍症（White Coat Syndrome）」，也就是平常在家裡血壓都是好好的，一看到醫師、護士，血壓就會升高，這種情形常常被誤診為高血壓症，事實上只要稍為休息、放鬆一下，血壓就會恢復正常，所以量血壓時，周遭環境是會影響所測量的數值。

其實並沒有一條界線可以很明確的區隔出正常血壓與高血壓。所有由高血壓引起的併發症，像腦出血、冠狀動脈心臟病、腎血管硬化、心臟肥厚等等，都與血壓有直接的關係，換句話說，血壓越高得到這些疾病的機會也就越多，但並不是血壓在正常範圍內就不會得這些病，只是機會較少而已。即使血壓在正常範圍內，也是血壓越低，得到併發症的機會就越少，所以高血壓的診斷標準經常在改。不過一般來說，在一定的範圍內，只要沒有症狀，血壓是越低越好。

現在對高血壓的診斷標準是收縮壓超過一四〇或舒張壓超過九十，區分請見下表。

類別	收縮壓mmHg	舒張壓mmHg
正常	＜130	＜85
高正常	130—139	85—89
高血壓		
輕度（第一級）	140—159	90—99
中度（第二級）	160—179	100—109
重度（第三級）	180—209	110—119
極重度（第四級）	＞210	＞120

註：收縮壓或舒張壓任一達高血壓標準時，即以此級診斷。

食物和高血壓的關係

鹽分（鈉）

在全世界各個國家或地區的人口中，每天攝取的鹽分越高，其平均收縮壓及平均舒張壓就越高，每天攝取的鹽分在三公克以下的地區，高血壓幾乎不存在，由此可見，鹽分對高血壓的重要性。

一般患高血壓的病人，只要吃低鹽的飲食，血壓多多少少都會下降，只是下降的程度因人而異，有些人對鹽分比較敏感，會降得較多，有些比較不敏感，則降得少。

低鹽的飲食，還可以降低抗血壓藥物的服用劑量。雖然其他因子，像鉀、鎂、鈣的攝取量亦會影響血壓，但鹽分仍是控制血壓中最重要的一環，沒有足夠的鹽分，是無法帶動其他因子，對血壓發生作用的。

鉀

一個人每天攝取的鉀質越高，血壓就會越低，相反地，鉀質攝取量越低，血壓也就越高。在動物實驗中，吃含高鉀量食品的老鼠，因腦中風引起的死亡率比吃一般食品的老鼠降低了九八％。

高血壓的病人服用鉀可以降低血壓，還可以促進體內鈉的排泄，使血管擴張，降低血壓，更重要的是，高鉀飲食可以防止高血壓對於內皮細胞所造成的傷害，因而預防血管硬化及腦中風的發生。所以，高鉀食物是預防和治療高血壓的良方。

植物食品中含鉀量較高，對治療高血壓有很大的幫助，但需要注意的是，鉀要靠腎臟來排泄，腎臟功能不佳時容易造成體內鉀囤積，引發種種病變。故腎功能不好的病人，並不適合高鉀飲食。

鈣

許多調查報告顯示，每日從食物中攝取的鈣越高，血壓（收縮壓及舒張壓）就越低。臨床實驗也一再證明，在食物中加上鈣可以降低血壓，而在動物實驗顯示，高鈣食物可以用來預防遺傳性或類固醇引起的高血壓。

人體每天鈣的需要量大約在八〇〇毫克左右，停經後的婦女則為一二〇〇至一五〇〇毫克。鈣在人體內除了可以促進鈉的排泄以外，還會影響體內多種激素的相互作用，因而造成血管擴張而降低血壓，但是鈣在人體內同樣要從腎臟排出，過多的鈣會在小便中沉澱造成腎臟或膀胱結石，不可不小心。

鎂

鎂對於血管壁的平滑肌有直接放鬆的作用，可以降低血壓，飲食中要是含鎂量太低，會導致高血壓。

在懷孕末期形成的子癇症，除了會出現水腫、尿蛋白外，還會伴隨高血壓的症狀。當體內鎂含量過低，需要補充大量的鎂時，可用靜脈注射的方式治療。

鎂亦是維持鉀新陳代謝的一個重要因子。如鎂缺乏，無論如何補充，血中低鉀症仍無法改善。

糖尿病、肝硬化、飲酒、下痢或服用利尿劑的病人，血中鎂濃度常常不足，需要大量補充，而植物食品中鈣、鎂含量甚高，不僅可補充身體所需，更有降低血壓的作用。

纖維質

人體每天從食物中攝取的纖維質最好在二十五公克以上，而飲食中纖維質含量較高的民族，血壓會較低。植物食品中的大量纖維會影響食物在腸胃的消化與吸收，並促進胃腸的功能及腸與肝之間的循環和新陳代謝，因而達到降低血壓的效用。所以，高纖維質的食物，尤其是新鮮蔬菜、水果裡的纖維質，都具有降低血壓的作用。

高血壓的併發症

高血壓是一種非常普遍的疾病，根據二〇〇七年六月的一份研究報告顯示，全世界的成人，近四分之一有高血壓，每年因高血壓而死亡的人數達到七百萬以上；而在美國，五十歲以上的人口中，將近一半有高血壓。二〇一二年世界衛生組織（WHO）的世界健康統計顯示，全世界的成人每三位就有一人有高血壓。在有效治療高血壓的藥物出現以前，高血壓致使人類壽命縮短十至二十年以上，即使在藥物發達的現代，要是血壓沒有好好地控制，長久下來還是會導致身體許多重要器官受損，造成多種併發症的產生，最主要的有下列五種：

- **腦血管疾病**：腦出血或腦血管栓塞，即所謂腦中風，是二〇一〇年臺灣第三大死亡原因，由於腦血管硬化而造成血管破裂、出血或栓塞，破壞腦細胞後，往往造成半身不遂、甚至昏迷不醒而至死亡，即使不是馬上死亡，長期臥床、復健也要耗去龐大的醫療資源。
- **眼底病變**：視網膜出血，嚴重者甚至失明。
- **心臟病**：心肌肥厚、心臟衰竭、心肌梗塞。

・腎臟病：腎臟硬化、腎功能不良。

・周邊循環不良：尤其是下肢產生發紺、疼痛，甚至需要截肢。

素食如何降血壓

雖然高血壓已經有許多有效的治療藥物，可是每種藥物都有它的獨特性及副作用，尤其是這些藥物需要長期服用，副作用就更加明顯。因此如果能夠利用非藥物療法，而讓血壓得到有效的控制，則可以避免藥物的副作用，實在是上上之策。

高血壓的非藥物療法，是治療高血壓的第一步，包括戒菸、戒酒、減輕體重、規律運動及適當的飲食等等，而其中最重要的莫過於飲食了。控制高血壓的飲食，就要低鹽、低油、高纖維，而素食，尤其是新鮮的蔬菜、水果，就是控制高血壓很好的飲食方式。

素食平均可以降低收縮壓五到六毫米汞柱（mmHG），舒張壓三到四毫米汞柱，若再因素食而使體重減輕，那對於血壓下降的效果則更加明顯。

根據統計，輕度高血壓的罹患率，在肉食者中有一〇%，而在素食者裡只有一至二%。素食之所以能降低血壓，到底是因為素食者不食肉類、所攝取的食物纖維含量高，還是因為素食中含較低量的脂肪，或是三者合起來的結果，到目前還沒有定論，不過素食可以降低血壓，並預防因高血壓引起的血管硬化、腦中風、心臟病、腎臟病、眼底出血等毛病，則是不爭的事實。

一般說來，輕度的高血壓以素食配合適度的運動來加以控制，可以不需要服用藥物，這樣不僅可以避免長期服用降血壓藥物所引起的副作用，還可以降低醫療費用，是一舉數得的事。

患高血壓的人要吃得清淡，除了避免高脂肪的動物性食品以外，太鹹的東西、醃燻、醬漬、烤炸的食品都不適合。高纖維食品，像含鉀量高的全麥或糙米所製造的食品、含鈣及鎂高的牛乳製品及新鮮的蔬果，都是幫忙控制血壓的良方。

減鹽烹調小技巧

以下提供幾個烹調時的減鹽小技巧，只要多用點巧思，少用鹽也可以做出佳餚。

不加味精

鹽和味精都含鈉，高血壓患者不該多吃。一般人做菜時雖不至於放太多鹽，但使用味精時，因為份量加多也不會有明顯感覺，很容易過量，應特別留意。最好是不加味精。

採用重點方式加鹽調味

將一餐可以使用的鹽分只加於某幾道菜，其餘不加鹽，才不會覺得每道菜都索然無味。或是每道菜均不加鹽或其他含鈉調味料，吃時再沾少許的鹽或醬油膏也可以。

少用鹽水浸泡蔬果

盡量少用鹽水浸泡食物。若用鹽水浸泡後，宜用清水沖洗乾淨再烹調。

利用酸性

烹調時使用白醋、檸檬、蘋果、鳳梨、番茄等食物，可以增加酸味，減少鹽的添加。不建議使用「烏醋」，因為烏醋的含鈉量高。

加糖來調味，降低對鹹度的要求

利用某些食物特有的甘美味來增添菜餚的美味，如香菜、香菇、海帶等，提高菜餚的可口度。

可利用中藥和香辛料調味

使用當歸、枸杞、川芎、紅棗及黑棗等中藥材及辛香料調味，可以減少鹽的添加。

低鹽佐料的利用

用薑、胡椒、八角、花椒及香草片等低鹽佐料，利用其特殊的香味，變化食物的口味。

白髮阿公素回春——

時任大林慈濟醫院血液腫瘤科主任蘇裕傑

胖嘟嘟的身材加上滿頭白髮，大林慈濟醫院腫瘤中心主任蘇裕傑，某一次帶兒子女兒上學時，竟然被老師和孩子的同學喊「阿公」，讓年紀才四十出頭的他大受打擊，「真的很想找個地洞鑽進去」！

不只如此，蘇裕傑還因為肥胖、血壓控制不良而常被同業醫師笑，「你身為一位內科醫師，血壓最高還飆到一百九十，不知道如何控制血壓，這樣對你的病人很沒有說服力。」雖然一直都以藥物控制，但血壓仍舊反反覆覆。

外表加上健康的雙重打擊，蘇裕傑因而決心減肥，飲食方式改為素食，然後配合運動。他笑稱自己的自尊心很強，所以不能輸給其他也在減重的醫生，自從下定決心開始減重後，他每天都會將所吃的東西輸入手機，再計算卡路里，並藉由按時記錄的數據，有效掌握飲食狀況。幾個月下來就減重十八公斤，不僅變年輕，身體健康狀況從紅燈轉成綠燈。

「以前回家就很累，愈休息愈吃東西，所以變成一種惡性循環，但現在透過飲食控制，早上吃燕麥片、午餐吃蕎麥麵，一個星期至少固定二至三天去騎腳踏車！」蘇裕傑說，以前腰圍四十二吋，所以每年癌症病房舉辦耶誕活動，耶誕老公公一定都是由他扮演，因為同事都說他的肚子實在是太像了，根本連棉花都不用塞。

如今，蘇裕傑的腰圍只剩下三十六吋，更朝著三十四腰的目標邁進，還能把以前大學時代的衣服拿出來穿，不用買新衣服，他開心說，真是省錢又環保。

文／江珮如

輕素食譜

減鹽高纖餐

三色甜心

材料：（比例可自行調配）乾白木耳、新鮮鳳梨、紅棗。

調味料：少量果糖。

特色：清燉的「三色甜心」，可熱食、也可冰過食用。白木耳含高纖維且熱量低，以鳳梨調味可減少糖的用量。這是一道非常健康、降火氣又低熱量的點心。

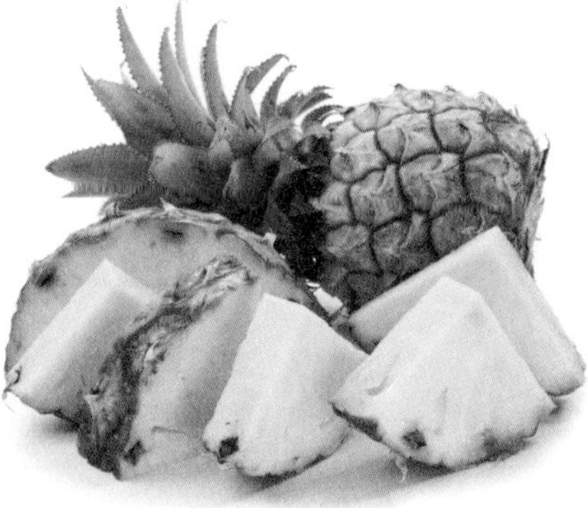

清心涼麵（一人份）

材料：燙熟的細麵條三百克、素火腿絲三十克、胡蘿蔔（含皮）二十五克、小黃瓜五十公克

調味料：香油二小匙、薄鹽醬油三大匙、糖二大匙、檸檬二分之一顆、薑汁二分之一大匙、水二百四十西西、鹽二分之一小匙

特色：一般常用油麵來當拌麵，最好改為普通麵條再加少許油拌一拌。胡蘿蔔（含皮）富含類胡蘿蔔素等維生素及礦物質鉀，是護心好食物，且胡蘿蔔皮的類胡蘿蔔素含量高，若削去不吃太可惜。調味料部分，將醋改為同樣具有酸味的檸檬，風味不改變，又含有維生素C可抗氧化及強化微血管作用。

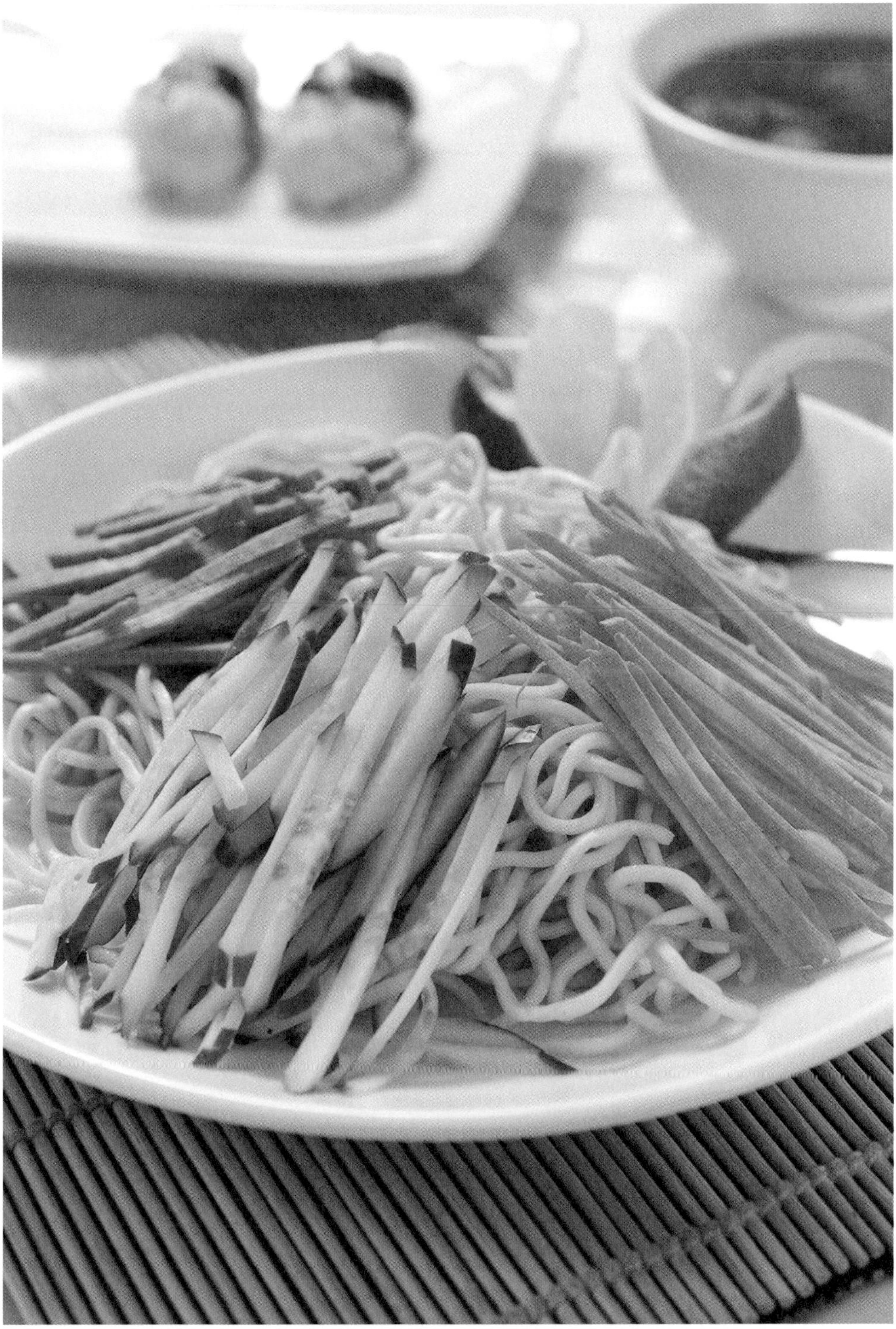

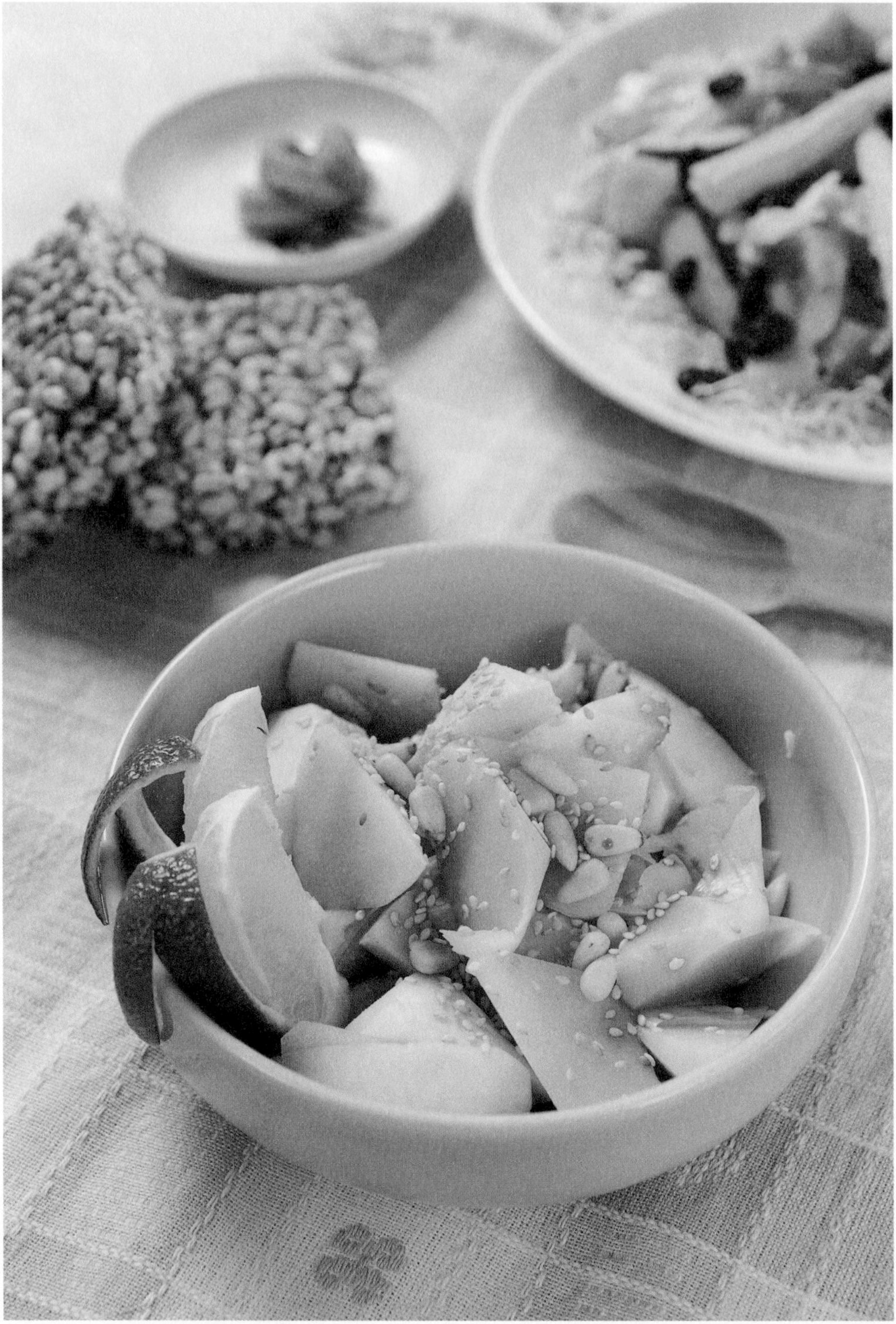

和風鮮筍（二人份）

材料：新鮮綠竹筍（視大小使用一或半支）、堅果和風醬：松子二茶匙、味噌二茶匙、檸檬汁少許、白芝麻二茶匙、黑糖二茶匙、油一百毫升、白醋一百毫升

特色：適量的堅果和風醬，搭配清甜的綠竹筍，此道菜在夏天冰涼後食用風味絕佳，能夠增加食欲，又幫助消化。綠竹筍含纖維量高，堅果醬則含有單元不飽和脂肪酸，且富含礦物質鋅、鈣質等，對血壓控制很有幫助。

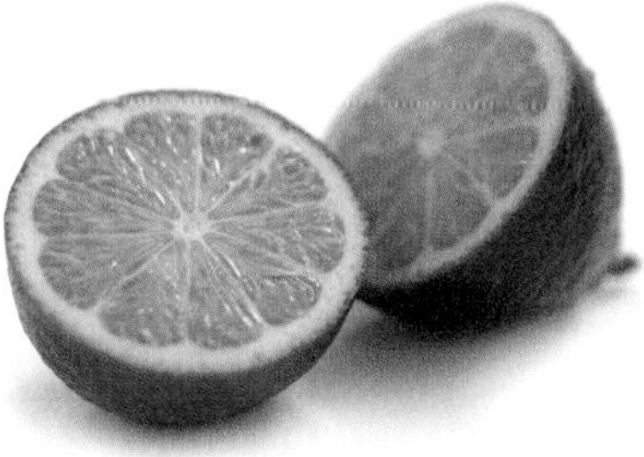

第三章

糖尿病的防治

什麼是糖尿病？

糖尿病常見的併發症

素食如何降血糖

對治糖尿病，挑選對的素食

【速素來見證】棄口欲，善身心——
臺中慈濟醫院新陳代謝及內分泌科主任黃怡瓔

【輕素食譜】適合糖尿病患者的高纖食譜

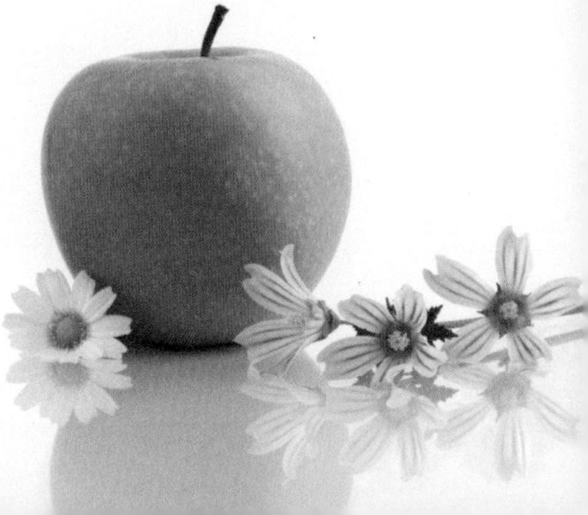

什麼是糖尿病？

糖尿病是因為體內醣類新陳代謝異常，造成血糖過高，尿中滲出糖分，是內分泌疾病裡面最常見的一種。臺灣過去二十年來，因糖尿病引起的腎臟病及糖尿病引起的死亡人數有明顯的增加，在十大死亡原因中現在已經高居第五位。目前針對糖尿病的診斷定義如下：

兩次飯前血糖超過一四〇mg/dl，或食用七十五公克的葡萄糖以後，每半個小時測血糖，其中至少有二次血糖（包括二小時後）超過二〇〇mg/dl。

糖尿病可依得病原因區分為以下兩大類，分別說明如下。

一、原發性的糖尿病

沒有合併其他特殊疾病而自然發生的，稱為原發性的糖尿病，這種糖尿病又可分成兩類：

‧對胰島素有依賴性的糖尿病

這類病人較年輕，一般在四十歲以前發病，發病率最高的年齡在十四歲左右，體重屬於正常或偏輕，血中胰島素濃度很低，甚至沒有，對於口服的降血糖藥物反應不佳，但注射胰島素的效果卻非常好。這類病人絕大多數要靠注射胰島素來治療，所以叫做胰島素依賴性的糖尿病，形成原因有兩個：

先天的遺傳：因為基因的關係，父母親的遺傳使得子女容易得到糖尿病，但並不是絕對的，因為即使是孿生兄弟，也只有五〇％會同時患有糖尿病。

後天環境的因素：目前最受注目的，是病毒的感染造成胰臟的發炎與破壞及牛乳中所含的牛白蛋白被喝入體內後，令人體產生抗體，而這抗體會破壞胰臟中的β細胞而導致糖尿病。

‧非胰島素依賴性的糖尿病

四十歲以後、肥胖的人較易得此病。這類糖尿病主要是因為胰島素分泌不正常，再加上組織對胰島素的阻抗力，影響了血中胰島素濃度，呈現正常或偏高。當然遺傳也是非常重要的因素，父母親罹患這種糖尿病，子女得糖尿病的機會就相當高。這類病人對口服降血糖藥物反應甚好，減輕體重，輔以低糖飲食，便足夠控制血糖，而不需要注射胰島素。

二、次發性的糖尿病

次發性的糖尿病，是因為其他疾病而使得糖分的新陳代謝異常，造成血糖的升高而致病，像某些胰臟疾病，特別是飲酒引起的慢性胰臟炎，造成胰臟內細胞的破壞，不能夠製造胰島素而引起的血糖升高；其他內分泌疾病，像是腎上腺瘤、巨人症，都會使血糖升高；另外在身體受到大的刺激，像是較嚴重的燙傷、心肌栓塞及其他嚴重的疾病時，都會增加體內腎上腺素及血糖素的分泌而引起血糖的升高，因而導致糖尿病的發生。有些藥物，如類固醇等，亦會直接影響醣類的新陳代謝，造成血糖升高，導致次發性的糖尿病。

糖尿病常見的併發症

糖尿病會影響到身體的每一個器官，因為每一個細胞都需要靠醣類新陳代謝所產生的能量來維持。當醣類的新陳代謝異常，能量供給不足時，便會直接影響到細胞的運作，再加上全身循環不良，產生缺血的現象，所以病變會遍布全身。因此，糖尿病可說是一種非常可怕的疾病，亦是發生多發性神經炎與截肢最主要的病因，根據統計，百分之五十以上的截肢都是因糖尿病引起的。另外，因腎衰竭需要洗腎的病人當中，除了腎炎以外，糖尿病引起的腎衰竭也是一個重要原因。而因為糖尿病引發的視網膜病變，更是成年人喪失視力最主要的因素之一。

一般糖尿病患者常見的併發症有下列六種，分別說明如下。

一、血管循環系統疾病

糖尿病患者除了血中脂肪，尤其是低密度脂肪較高以外，氧化的速度也較一般人來得快，再加上血小板的凝聚力增加，更容易促進血管硬化的產生。

另外，高血糖會增加內皮素的分泌，同時也減少一氧化氮的分泌，內皮素會造成血管收縮，而一氧化氮則造成血管放鬆，如此一增一減會加速血管硬化，所以糖尿病患者常有全身性血管硬化的現象，不只大血管、連中小血管都被波及，造成腦中風、眼底出血、頸動脈狹窄、狹心症、心肌梗塞、心臟衰竭、手腳血管阻塞、循環不良，甚至於要截肢等嚴重的併發症，而其中心肌梗塞、腦中風更是糖尿病人最常見的死亡原因。

二、視網膜病變

糖尿病會增加視網膜微血管的滲透性，導致微血管的阻塞並造成網膜出血，進一步造成內皮細胞的增生而形成小血管瘤。這些滲透出的蛋白質、脂肪及增生、出血都會影響視網膜的功能，造成視力減退，嚴重的還會造成失明。

一般說來，得糖尿病越久，越容易有視網膜的病變，百分之八十五的病人遲早會有視網膜的變化。糖尿病引起的網膜病變，最好的治療方法是用雷射固定，止住滲透出血及新血管的增生，另外就要靠血糖的控制及糖尿病的預防了，否則失明是遲早的事。

三、腎臟病

糖尿病所引起的腎臟病變，分成瀰漫性及局部性兩種。高血糖會造成腎小球的硬化以及底膜的破壞，因而導致蛋白質的漏出，當每天小便中漏出的蛋白質超過五五〇公克時，一般測小便蛋白質的試紙就會呈陽性反應，這時表示腎功能已慢慢變差。

一般來說，腎功能慢慢變壞，要許多年才會到需要洗腎的程度，但是血糖控制不良及高血壓，都會加速腎功能的惡化，所以對糖尿病患者來說，血糖以及血壓的控制是非常重要的。

食用低蛋白的食物，尤其以植物性蛋白質來取代動物性蛋白質，可以有效降低尿中蛋白質，進而抑制腎功能繼續惡化。

四、神經病變

糖尿病會影響整個神經系統，除了加速神經系統的老化外，最常見的是周邊神經病變，一般是左右兩側對稱，會產生麻痺、敏感及疼痛的現象，在夜間時症狀更明顯，感覺像針刺或電流衝擊一樣，但是通常幾個禮拜到幾個月後就會自行改善。

感應神經的病變，則會影響身體的平衡，造成姿勢的異常。自律神經的病變，會造成吞嚥困難，延長食物在胃滯留的時間，引起便秘及腹瀉，尤其常會在夜間發生腹瀉現象。平日站立時血壓突然下降，也會造成昏眩的現象。

當產生肌肉病變，尤其是大腿及臀部的肌肉萎縮時，更會直接影響日常生活。另外，因為感覺神經的消失而造成麻痺，因此常會有種種的外傷而不自知。

糖尿病所引起的神經病變，雖然可以用止痛劑或治療神經痛的藥物來控制，但是一般說來效果不彰，所以治療相當困難。

五、腳潰瘍

糖尿病患者由於感覺神經遲鈍，小割傷或擦傷沒有疼痛的感覺，再加上血管硬化所引起的循環不良及對於外來感染的抵抗力不足，常有腳部潰瘍，容易導致細菌感染，蔓延起來常需要截肢，所以要非常小心預防與治療。鞋子要寬鬆舒適，剪腳趾甲時要特別小心，最好找有經驗的人幫忙。每天還得仔細檢查看看是否有擦傷、發炎、腳繭等，如果有的話則盡速找醫生治療，否則後果不堪設想。

六、對其他器官的影響

由於糖尿病患者抵抗力降低，細菌感染特別嚴重，厲害的中耳炎還會造成中耳積膿、高燒、顏面腫脹，或造成顏面神經癱瘓，甚至死亡。當黴菌入侵眼部、鼻部甚至腦部而造成靜脈栓塞時，其進展迅速，若不儘早治療，後果非常嚴重。

化膿性的膽囊炎亦常發生在糖尿病人身上，常引致膽囊破裂、穿孔，甚至腹膜炎，死亡率很高。

糖尿病患者常有膀胱腫脹及衰弱、尿失禁等，有時需要長期使用導尿管，而性失能亦是常見的併發症之一。

尿道及腎臟發炎亦是糖尿病人身上常見的疾病，有時在腎臟旁產生氣泡，這時就需要腎臟摘除手術，死亡率極高。

兩腳常見的糖尿病皮膚病變，有時變成膿皰或合併傷口潰瘍，常有細菌或黴菌感染，不易治療。而女性糖尿病患者常有的陰道發炎，尤其是黴菌所引起的，要是血糖控制不良，便會經常再復發。

糖尿病患者的血小板凝聚力較高，易致血液濃稠、形成血栓，抑制受傷組織的恢復，甚至造成肌腱的緊縮而使得關節變形。

素食如何降血糖

不管是胰島素依賴性的糖尿病，還是非胰島素依賴性的糖尿病，飲食治療是最重要的一環。食物一方面提供身體新陳代謝所需的原料，如脂肪、蛋白質、維生素及礦物質等等，一方面又提供新陳代謝過程中所需的能量，因此飲食治療需要考量每天適當能量的供給及血糖、血中脂肪的控制，維持適當的體重及預防併發症的產生。

低糖、低脂肪、低鹽的飲食，尤其是新鮮的蔬菜、水果，是專家們建議治療糖尿病的最佳飲食，要是飲食不好好注意，就算吃再多藥物，糖尿病仍然無法控制得很好。

安息日教會是基督教裡面的一支，教友也奉行素食，根據美國的統計，安息日教會的教友因糖尿病而死的與一般人相比約只有四五%，這顯示肉食愈多，得糖尿病的機會就愈大。分析起來，素食對糖尿病患者的幫助有下列幾項：

肥胖是吃太多的脂肪、蛋白質，尤其是食用動物性蛋白質會加重糖尿病的形成，而素食者沒有這些因素。

素食中所含的纖維質，不僅可以降低飯後血糖濃度，還可以增加人體周邊組織對胰島素的敏感度，因而降低糖尿病患者對於胰島素的依賴。

對於因糖尿病引起腎臟病的病人，素食已被證明可以大量降低尿中的蛋白質，進而延遲腎臟病的發生。

另外，糖尿病患者常同時有高血脂現象，而素食可降低血脂，預防併發症的發生，因此糖尿病患者要是實行素食的話，不僅可以降低高血脂、減少血管硬化、降低心臟病的發病率，還可以降低尿蛋白，藉此預防糖尿病引起的腎衰竭，更可以降低用藥量。輕微的糖尿病甚至不用打針、吃藥，光是素食就可以控制了。相反的，糖尿病患者如果肉食太多的話，不僅血脂居高不下，胰島素也要愈打愈多，加速心臟病、腎臟病的產生，是治療上的一大難題。

糖尿病患者，除了避免高脂肪、高膽固醇食品外，更要注意醣類的攝取，特別是經過人工精製的醣類如蔗糖及酒精，這些不僅熱量高且會迅速被吸收掉，並不利於糖尿病的控制，所以含多量糖或酒精的食品像糖果、蛋糕、甜點等，或含酒精的食品都必須避免，特別是吃降血糖藥或注射胰島素的病人要非常小心，飲食一定要定時定量，配合服（注射）藥的時間，才能夠穩定地控制血糖。

清淡的素食，低鹽、低油、低糖，避免燒、炸、烤，盡可能食用糙米、全麥食品及新鮮的蔬菜、水果，尤其糖分較少的水果，如：番石榴、蓮霧、番茄、蘋果、柚子、檸檬等，都可以避免血糖的急升急降，增加胰島素的功能，對於糖尿病的治療有莫大的好處。

對治糖尿病，挑選對的素食

食物材料的選擇上，應以種類豐富、纖維含量高的為優先，例如以五穀雜糧或糙米飯代替白米飯；多以蔬菜搭配豆麵製品烹調為原則。

主要影響血糖的食物是主食類、水果類及奶類。許多素食者不吃主食，改吃不甜的水果、多吃蔬菜，結果血糖一樣居高不下。其實，主食類主要提供熱量來源，一樣需按分量食用（男性每餐約一碗飯，女性約八分滿的飯），至於不甜的水果（如葡萄柚、百香果、檸檬等）一樣含有果糖，例如每日喝兩杯葡萄柚汁，每杯的熱量約二四〇大卡，所以糖分含量是非常高的，因此水果仍不宜多，每餐以不超過一個拳頭大小的水果為宜，儘量不喝果汁。多選用富含維生素C的水果，如番石榴、柑橘類、葡萄柚、奇異果、櫻桃、草莓等等，以幫助鐵質的吸收。

至於豆麵製品雖然不影響血糖，但是每天分量以不超過一碗為限，以免影響腎臟負擔。素食中特別值得一提的是蒟蒻製品，具高纖維，又熱量低，是非常適合糖尿病人的食材。

油脂類食物愈少愈好，選用堅果類，應注意攝取量，以免大量攝食造成熱量過多。

仍要多吃蔬菜以提供維生素及礦物質的攝取量。

棄口欲，善身心——

臺中慈濟醫院新陳代謝及內分泌科主任黃怡瓔

在我二十幾歲時常有不明原因的發燒及關節疼痛，血清檢查抗核抗體指數過高，被告知可能是紅斑性狼瘡，由於此病會導致許多器官的病變，甚至生產懷孕也容易發生危險，對於具有醫療背景的自己，知道這樣的身體狀況實在令人擔憂，更是常常緊張易怒、自怨自艾。

從一些動物與人體實驗的研究論文發現，低脂飲食與蛋白質，尤其是必須胺基酸（主要在動物性蛋白質）的限制，可以延緩自體免疫疾病的發病。然而我過去非常注重也致力於追求飲食的美味與精緻，要捨棄自己的興趣與口腹之欲，內心曾掙扎許久。

吃素最初遇到的阻力是心疼女兒的父母，他們擔心這樣會讓我營養不足，但是我一一舉證，只要用心選用素食，植物蛋白質和油脂在人體的吸收及代謝產物，都是優於動物性的；植物纖維素與維生素更是肉跟魚所遠遠不及的。況且現代文明常見的健康殺手——心肌梗塞及腦中風，這些血管病變許多是膽固醇及血脂肪過高造成，斷絕動物性來源、健康的素食可以徹底改善。國外大型研究也證明素食可大幅改善及預防糖尿病，例如巴納德（Barnard ND）等人的研究發現，第二型糖尿病以低脂肪素食飲食組比傳統飲食控制組，在七十二週後更明顯地降低糖化血色素、總膽固醇及低密度膽固醇。簡金斯（Jenkins DJ）等人的報告也指出：食用全穀類比傳統飲食控制組更能改善糖尿病及胰島素阻抗性的血糖值，並減少第二型糖尿病併發心血管疾病的比例，豆類及植物性蛋白質可減少尿蛋白及腎臟負擔，並大大減少第二型糖尿病併發腎病變的危險。

當家人發現我可以用更健康的方式飲食後，自然樂見其成。雖然上班或與親朋好友聚餐時，也會擔心找不到提供素食的場所，甚至擔心自己堅持素食會增添別人的麻煩。但是換個角度想想：如果今天聚餐時，好友因為海鮮過敏或宗教因素，堅持不吃牛肉或豬肉時，我們也一定以包容諒解的心去尊重他，並愉快地相聚一堂，而素食也是一樣的道理。

這二十幾年來我從鍋邊素到奶蛋素，一直朝愈來愈純素食的方向前進。以前很高的抗核抗體指數越來越低，多年來已一直呈現陰性反應。平日工作及運動時的體力與耐力都不輸同儕，而暴躁易怒的脾氣也收斂不少，兩個可愛的兒子都喜歡我陪他們一起做功課及玩耍，他們都稱讚媽媽溫柔又有耐心，我相信這是拜素食之賜，不僅改善我的健康、也改變了我的人生！

輕素食譜

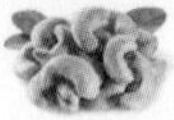

適合糖尿病患者的高纖蔬食

龍鬚菜炒香菇丸（三人份）

材料：龍鬚菜半斤、香菇丸六十公克、薑絲、香菇適量

調味料：油半湯匙、鹽適量

作法：

1.龍鬚菜洗淨切段、香菇丸一粒切成四瓣、香菇切條狀。

2.起油鍋將薑絲、香菇爆香，加入香菇丸、龍鬚菜拌炒後，沿鍋邊倒入半杯水，燜煮後加入鹽拌勻即可起鍋。

特色：香菇丸為調味過的蒟蒻製品，不僅熱量低，又很有口感，拌上龍鬚菜味道更為均衡，是一道適合糖尿病人的菜色。

腰果素香丁（三人份）

材料：腰果一湯匙、小黃瓜丁一湯匙、玉米粒一湯匙、素火腿丁一湯匙、薑絲少許

調味料：油半湯匙、鹽適量

作法：

1. 小黃瓜及素火腿切成丁狀，小黃瓜切丁後可以先用開水燙過。
2. 起油鍋將薑絲爆香後，分別加入素火腿丁、玉米粒、腰果拌炒，加入鹽拌勻後，再拌入燙過的小黃瓜即可起鍋。

特色：此道菜的顏色很漂亮，吃起來也很爽口，是一道以堅果類取代烹調用油的營養食譜。

青花鮑魚菇（三人份）

材料：青花菜二百克、鮑魚菇三十克、素火腿片五十克

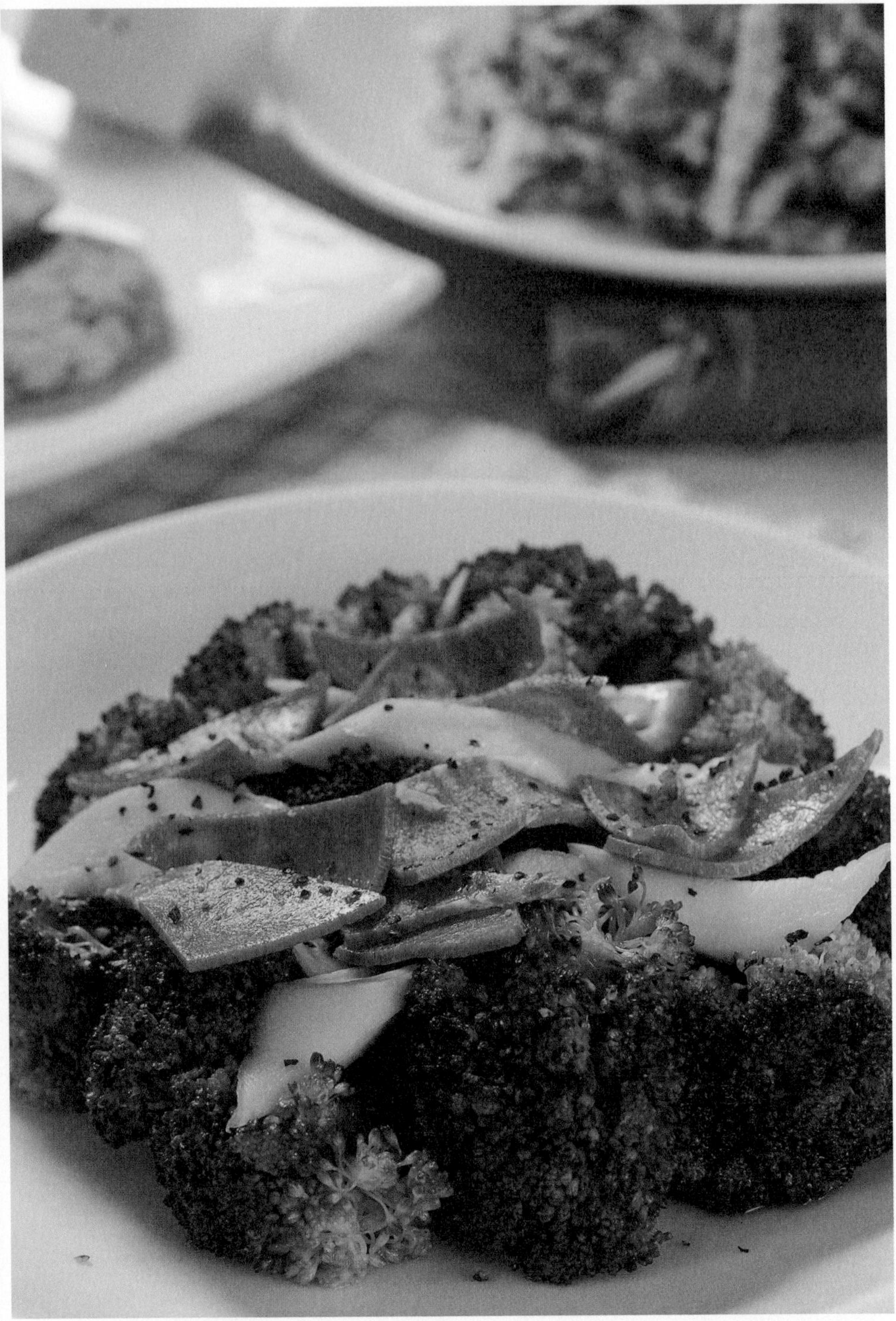

調味料：橄欖油半湯匙、鹽、黑胡椒、香油適量

作法：

1. 青花菜切成一口的大小、鮑魚菇切小片、素火腿片切成菱形。
2. 將所有的材料燙熟後，拌上橄欖油及所有的調味料即可。

特色：青花菜富含鈣質，可多食用。

福圓素干貝（三人份）

材料：白蘿蔔一條、海苔麻糬球三百公克、香菜一湯匙

調味料：鹽四分之一小匙

作法：

1. 白蘿蔔去皮後用挖球器挖成球狀，放入水中煮。
2. 加入海苔麻糬球水煮之後，用鹽調味即可。
3. 加上香菜即可起鍋。

特色：海苔麻糬球是添加了大豆分離蛋白及澱粉的蒟蒻製品，表面有海苔綠色，配上蘿蔔白色，剛好很搭配，其成分大多是蒟蒻，所以熱量並不高，又有飽足感，適合怕胖的人吃。

烏金素三絲（三人份）

材料：金針菇一百克、素火腿絲一百克、生黑木耳一百克、薑絲一湯匙

調味料：油半湯匙、醬油半湯匙、烏醋三分之一湯匙、香油半小匙

作法：

1. 素火腿、生黑木耳切成絲。
2. 起油鍋將薑絲爆香，加入所有材料快速拌炒，再加入醬油及香油後拌勻起鍋即可。

註：材料準備時，若不用素火腿，可以豆干切丁、切絲，或以新鮮豆皮取代。

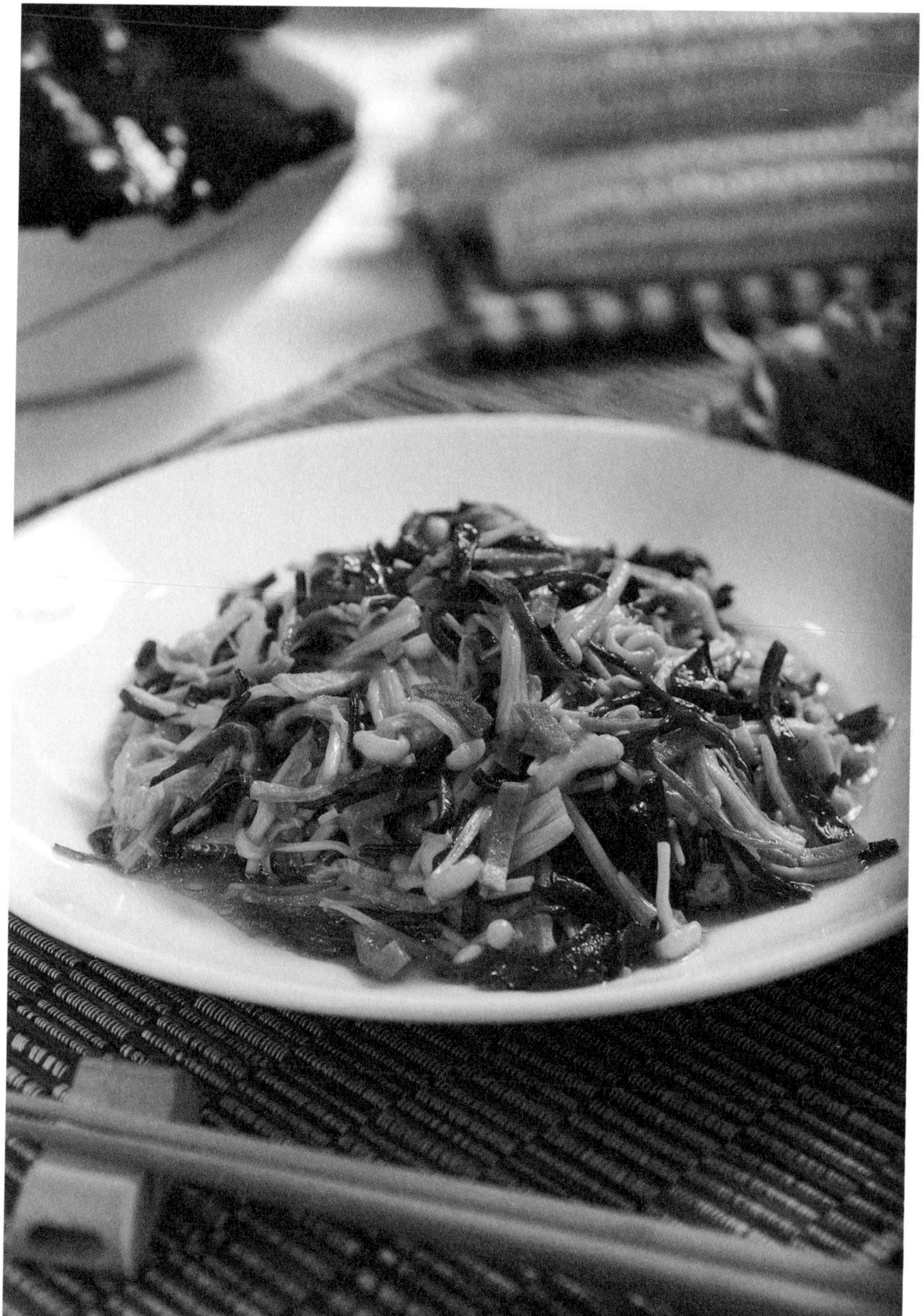

第四章

癌症的防治

癌症是怎麼發生的？

癌病的成因

早期發現，早期治療

素食防癌之道

健康吃素新法則

【速素來見證】省錢護健康——花蓮慈濟醫院門診護理師郭美芬

【輕素食譜】防癌抗癌活力餐

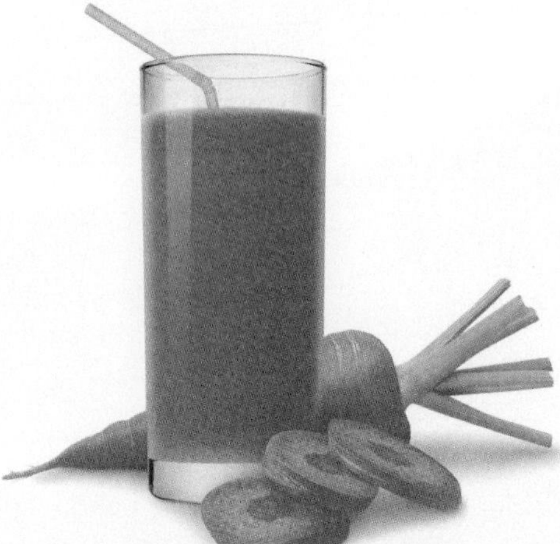

癌症是怎麼發生的？

雖然人體是由一個單一細胞（受精卵）不斷地分裂而形成，但是正常的細胞分裂會適可而止，頭也好，腳也好，手也好，到了一定的大小或一定的長度就停止生長，但癌細胞是失去控制的體細胞，拚命地分裂、生長而不知停止，而且沒有正常、良好的功能，所以會對器官造成傷害，甚至轉移到其他器官，影響器官的功能，最後甚至造成死亡。

現代醫學研究發現，絕大多數的癌細胞都是因為細胞核中的基因發生變異，造成異常分裂、生長而形成的。細胞核中的基因變異，有的是遺傳而來的（先天的），有的則是因暴露在有致癌因子的環境中，或因受到大量輻射，或因病毒侵入細胞核而造成的（後天的）。

癌症的預防效果遠勝過治療，因為一般的癌症，除非早期發現，用外科手術可以全部摘除根治，否則發現得較晚的癌症，無法全部摘除，雖經化學治療或放射治療，但根治的機會還是不高，所以癌症的預防非常重要，而飲食是預防癌症最有效的方法之一。

癌病的成因

多年來，癌症在臺灣高居死亡原因的第一位，在二〇一〇年衛生署公布的十大癌症死因排名，依序為肺癌、肝癌、大腸直腸癌、乳癌、口腔癌、胃癌、攝護腺癌、食道癌、胰臟癌、以及子宮（頸）癌。造成癌症的原因有很多，最主要的有下列幾種：

一、基因的變異

基因的變異可以是遺傳而來，也可以是在生長過程中突變而產生的。會導致癌症的基因主要分成兩大類：

1. 致癌基因：致癌基因在正常情況下並不存在。這種基因的產生會促進細胞毫無限制地分裂生長，因而造成癌症。

2.防癌基因：在正常情況下，防癌基因的存在可以抑制細胞分裂及生長，甚至促使癌症細胞死亡，但是如果因為突變或其他原因造成這種基因的破壞或缺失，細胞的生長及分裂就會失去抑制，造成癌症的產生。

二、輻射

大量的輻射可以去掉原子裡的電子而造成游離的現象，造成細胞核的變質，產生癌症，人體裡最敏感的部分是骨髓，乳房以及甲狀腺。

在受到輻射後的二到五年產生白血症，五到十年產生其他器官的癌症，這可在第二次世界大戰時，日本長崎、廣島原子彈爆炸後存活的居民身上看到。

強烈陽光的照射，尤其是紫外線的照射也會造成去氧核糖核酸的破壞而造成皮膚癌，白種人的皮膚沒有黑色素的保護故容易罹患，黃種人次之，而黑色人種因為有黑色素的保護，得皮膚癌的人很少。

三、抽菸

香菸裡面所含的化學物質，有許多是致癌因子，抽菸的人不僅得肺癌的機會比不抽菸的人增加三十倍，而且得口腔癌、食道癌、腎臟癌、膀胱癌、胰臟癌的風險也都大幅增加。

在美國，抽菸引致的癌症死亡，占所有癌症引起死亡的三分之一，所以戒菸是預防癌症非常重要的一種方法，空氣污染及二手菸也有類似抽菸的效果，所以儘量避免曝露在那樣的環境下。

四、病毒感染

在動物實驗中，許多癌症都可以由病毒直接造成。在人體中有些病毒像HTLV-I的感染可以直接造成T細胞白血病，另外B型肝炎病毒經過幾十年的時間，也可以導致肝癌，單純皰疹病毒第二型（Herpes Simples 2 virus）亦可導致子宮頸癌。

還有EB病毒（Epstein-Barr virus），已被證明是導致非洲的淋巴癌及中國人常見的鼻咽癌的主要因子，所以避免這些病毒的感染，是預防癌症的好方法。

早期發現，早期治療

癌症初期並沒有明顯的症狀，慢慢地，由於侵襲的部位發生阻塞的現象，或因功能的喪失及血管的破裂才會有症狀的顯現。

另一方面，癌細胞會分泌種種激素，造成器官運作不良或因身體對癌細胞的反應而產生症狀，像疲勞、食欲不振、噁心、體重減輕、甚至發燒等等，另外，癌症病人常常會有貧血的現象，在精神上常常有恐懼不安或睡眠失調的情況。

但是絕大多數癌症的病人，初期沒有症狀，等到症狀明顯的時候，常常已經到了無法以外科手術根治的階段了，所以早期發現，早期診斷，早期治療，是降低死亡率最重要的步驟。

一、癌症的十大警訊

下列症狀都表示身體內部器官的功能發生了問題，常是皮膚癌、食道癌、胃癌、乳癌、肺癌及大腸癌的初期表徵，需要儘早做進一步的檢查。

- 大小便習慣改變——尤其是便秘、腹瀉及糞便變細等等變化，都要進一步檢查
- 傷口不能癒合
- 異常的分泌物或出血
- 乳房或其他部位有硬塊，尤其是不會痛的硬塊
- 消化不適或吞嚥困難
- 皮膚上的痣或瘤有明顯的變化
- 咳嗽不止、咳血或聲音變沙啞

・無痛的血尿或血便
・不明原因的體重減輕
・不明原因的長期發燒或倦怠

二、定期檢查

除了上述警訊以外，即使沒有任何症狀，癌症的預防也需要定期的檢查。現代有許多檢查方法可以早期發現癌症、早期治療，效果非常良好，尤其下列幾種檢查項目特別有意義，如果能夠定期做檢查，對癌症的預防及治療很有助益。

・子宮頸抹片檢查

子宮頸抹片檢查對於子宮頸癌的早期發現非常重要。醫學研究顯示：子宮頸癌要是能夠早期診斷，早期做治療，其治癒率高達九〇％，相反地，如果到了第四期（已有遠距轉移）才發現的話，不管是開刀、化學治療或放射治療，效果都不是很好，治癒率只有一四％。

凡所有沒做過子宮切除手術的十八歲到六十五歲女性，都應該定期做子宮頸抹片，最好每年做一次，不然至少也要每三年做一次，因為子宮頸癌的成長是很慢的，早在發病的前三年，子宮頸抹片就會有變化，可以偵測得出來，而能及早治療。

在先進國家，子宮頸抹片已經是一種常規性的檢查，婦產科醫師、醫院都會按照婦產科學會的建議，定期進行採樣，所以檢查率很高，可以達到早期發現，早期治療的效果。因此，在先進國家，因子宮頸癌而引起的死亡已經不在十大癌症死因之內；在臺灣經過衛生署與醫療院所、地方政府這幾年的癌篩檢查推動，子宮頸癌已經從十年前的第七位癌症死因，降為第十名；也鼓勵婦女朋友們不忘定期接受子宮頸抹片檢查，讓子宮頸癌掉出十名以外。

・大便潛血及定期大腸鏡檢查

大腸直腸癌從十年前的第三大常見癌症躍升為第二名。醫學會建議五十歲以上的人，每年做一次大便的潛血檢查及定期的大腸鏡檢查。大便的潛血檢查非常簡單，只要收集三次大便，塗抹在試片上，送到檢驗室，用試劑來測試看是否有潛血反應，若呈陽性反應，表示腸胃道有小量出血的現象，就要做進一步的檢查。

但大便裡面有潛血，並不一定代表得到大腸癌，常見的腸胃道疾病如胃炎、胃或十二指腸潰瘍、食道炎、大小腸炎、痔瘡、甚至食用紅肉類或服用治療關節炎的藥品如阿斯匹靈等等，皆可能導致潛血的陽性反應，需要再進一步檢查。

一般而言，大腸造影或大腸鏡可以找到病灶所在。對於有遺傳因素者，即家中有人得腸癌的人要特別注意，務必要定期做檢查，因腸癌的治癒率很高，早期診斷，早期治療，可避免大意造成不必要的死亡。

·乳房檢查及乳房攝影

乳癌是婦女最常見的癌症之一，五十歲以上的女性、尤其是肥胖者、家庭中有此病史者、用過避孕藥或女性激素者，或曾接受過放射治療者，得乳癌的機率比一般人高，要特別注意。

每個月自行做乳房檢查，若發現硬塊，可再進一步檢查，但由於一般婦女訓練不足，常常無法早期發現。

現在的乳房攝影技術非常進步，只要用很低的放射劑量就可以偵測非常早期的病灶，因此婦科醫學會建議，凡四十歲以上的女性，每一、二年做一次乳房攝影檢查，五十歲以上的女性則每年要做一次。

據統計顯示，如此定期檢查，早期診斷，早期治療，可以降低因乳癌而引起約三十％的死亡率，這對於預防婦女因癌症引起的死亡影響甚大。

·攝護腺檢查

對男性來說，攝護腺癌是常見的癌症。定期做肛門觸診，若發現攝護護腺有硬塊，再進一步做切片檢查，是傳統的診斷方式，近年來，血液中的前列腺抗原濃度相當精準，可以用來幫忙診斷，所以合併觸診及血液中的前列腺抗原濃度檢查，可以早期診斷出攝護腺癌。

一般攝護腺癌生長較慢，患有初期攝護腺癌的病人，即使沒有積極的治療，十年的存活率仍然超過七十五%。所以年紀大的人，尤其是年紀超過七十歲的男性，治療對於降低死亡率並沒有什麼幫助，但是早期發現、早期治療，對於控制因攝護腺癌骨頭移轉而造成的疼痛，仍有不小的助益。

‧肝臟檢查

華人常見的肝癌，絕大多數與B型或C型肝炎的感染有關，所以B型及C型肝炎的帶原者，每六個月做一次肝臟超音波及抽血檢驗α－胎兒蛋白亦可早期發現肝癌。若是一個單獨腫瘤，沒有轉移的現象，可以藉由外科手術摘除而根治。

若是好幾個腫瘤，尤其是肝的左右葉都有的話，沒有辦法以外科手術完全摘除，現在還可用酒精注射及動脈栓塞的方法，對病情的控制及預後仍有很大的幫助。

至於合併肝硬化，無法動手術切除的病人，亦不適合做酒精注射或動脈栓塞，只要沒有轉移的現象，還可以考慮作肝臟移植。

·其他

肺癌雖是人類最常見、也是占癌症死因第一位的可怕疾病，但是到目前為止，還沒有一種可靠的檢查方法能夠早期發現。因為，肺癌初期完全沒有症狀，再加上病情發展迅速，等到發現時已經太晚，五年的存活率只有一五％。

胸部X光及痰細胞檢查，都無法有效地早期診斷肺癌，所以靠戒菸來防止肺癌的發生，是唯一有效的方法。

另外，從表皮可以看出來的癌症，像口腔癌、皮膚癌等等，需要有高度的警覺及定期的檢查，才能夠早期發現、早期治療，口腔癌現在可以用口腔黏膜檢查來早期篩檢。至於生長在深部的癌症，像卵巢癌、胰臟癌等，要早期發現非常困難，最好的預防方法仍然是避免致癌的因子，像抽菸、飲酒、嚼檳榔等等。

素食防癌之道

癌症之預防與飲食有莫大的關係。食物中常含有許多致癌因子，尤其是經過燻烤、醃漬過而變質的蛋白質，吃到肚子裡面常會導致消化道癌症的形成。

另一方面，新鮮的蔬菜、水果可以抑制致癌因子，達到預防癌症的效果，多吃蔬菜、水果可以降低癌症罹患率約五十％左右。蔬菜水果中不僅含有高量纖維，可以抑制致癌因子的吸收，而且含有許多抗癌物質，像胡蘿蔔素、維生素C、維生素E、葉酸等，可以直接抑制癌細胞的生長，尤其是消化道裡面的癌細胞，所以素食可以減少食道癌、胃癌、胰臟癌、腸癌的發生。

在人體腸道及膽汁裡面所含的膽酸，經腸內細菌發酵以後，會產生致癌物質，這些致癌物質濃度越高，留在體內的時間越長，得癌症的機會也就越大；植物性飲食中的大量纖維質，不僅不易被吸收，留在腸裡還可以沖淡膽酸的濃度，減低致癌因子的產生，更可以刺激腸道的蠕動，把毒素很快排出體外。相反地，肉類中的高量脂肪，會促進膽酸的新陳代謝而造成多量致癌因子，再加上肉食纖維質含量少，容易造成便秘，延長毒素留在腸內的時間，而增加得大腸癌的機會。

素食不僅可以減少消化道癌的發生，更因素食中脂肪含量較低的原因，直接影響人體內荷爾蒙的新陳代謝，因而減少了種種與荷爾蒙有關的癌症。

婦女常見的乳癌、子宮癌、卵巢癌，這些與肥胖及女性荷爾蒙的刺激有直接關係，而食物中的脂肪，尤其是飽和性脂肪，會促進女性荷爾蒙的產生，更幫助癌細胞的生長。

素食含脂肪較少，尤其少有飽和性脂肪，再加上含有高量纖維，能抑制脂肪的吸收，又有維生素C、維生素E及胡蘿蔔素等抗癌物質，自然就減低了罹患乳癌、子宮癌、卵巢癌的可能性。

男性也是一樣，男性荷爾蒙可以直接促進攝護腺的生長，素食可以減少男性荷爾蒙的產生，降低得攝護腺癌的機會。

另外，素食不僅是脂肪量低，而且所含的脂肪酸也與一般動物或成人體內常見的飽和脂肪酸不同，更重要的是，植物性食物中，沒有動物脂肪新陳代謝時所必需的一種酵素6-Desaturase（6D），這會直接影響到癌細胞的新陳代謝，使得癌細胞的細胞膜變硬，不容易生長而容易被破壞，這也是素食可以防癌的另一個主要原因。

美國癌症學會及國家癌症中心都一致認為，目前科學上的研究報告已經毫無疑問地顯示，要預防癌症，除了戒菸、戒酒以外，更要食用低脂肪（低於每天所需熱量的百分之三十），高纖維（每天二十到三十克），並包含多種新鮮蔬菜、水果的食物。

一般說來，素食含脂肪量低、纖維質高，又有各種蔬菜、水果，因此是預防種種癌症最好的飲食方式，胡蘿蔔、黃色、綠色的水果及十字花科的蔬菜，像白花椰菜、綠花椰菜、高麗菜、蒜頭等，特別有防癌的效果。

健康吃素新法則

- 三餐定時。
- 每日花一點時間注意一天的飲食。
- 每餐食物的配色要包含白、紅、黃、綠、黑等五種顏色的食物。
- 選用的食物以燉、煮、滷、清蒸、炒為主。
- 食物盡量是低鹽且不加人工味精，低糖且不加太多冰糖。

- 剩餘的湯汁不拌飯吃。
- 每餐都吃一份約如拳頭大小的水果。
- 盡可能吃未加工的食物，如吃蘋果不削皮、吃橘子不喝橘子汁、吃糙米不吃白米。
- 素食八分飽，二分助人好。
- 吃多少拿多少，飯菜吃光光。
- 準備分量拿捏好，不留剩菜變廚餘。
- 早睡早起，不因睡太晚而需要吃宵夜。
- 進餐氣氛融洽，不會拒吃或偏食。
- 每天曬點太陽（上午十點到下午兩點要避免直接曝曬）
- 運動三三三，每星期運動三次，每次三十分鐘，達到心跳每分鐘一百三十下。

省錢護健康——花蓮慈濟醫院門診護理師郭美芬

話說當年五專畢業時，曾發下豪語，工作賺的第一筆錢，一定要拿去買很多的牛肉乾及魷魚絲，因為這二種食品在當時只有過年才吃得到，在我們家算是奢侈品。誰知，畢業後在同學的呼朋引伴下來到遠在花蓮的慈濟醫院工作，而且居然開始吃素。

當初還是瞞著父親偷偷跑來花蓮的。一開始其實沒想那麼多，純粹是因為慈濟的福利太好了，只是供應的餐食剛好是素食；這麼便宜的餐，到那裡都找不到，這樣就可以存下許多的錢寄回家，這是最初吃素的原因。

父親對我決定吃素，剛開始不是很諒解，他認為吃素應該是老了以後的事。經過這麼多年，他自己也慢慢體會吃素的好處，現在的他也慢慢吃素了。吃素的我早年在病房也曾引起一些騷動，只要學姊、學妹們吃葷食，都會離我遠遠的，怕我聞到味道會想吐，剛開始吃素真的會因為聞到味道而作嘔，非常感謝同事們的包容及體諒，當然現在的境界又不同了。

吃素在我懷孕及坐月子期間也並未造成任何問題，三個小朋友都很健康，沒有因為我素食而造成她們身體任何的異狀，也多虧婆婆的用心，讓我以素食的坐月子方式，完成了身體的復原，現在身體也非常健康。

在慈濟醫院工作二十多年來，吃素的口號，從「不殺生、長養慈悲心」，到「體內的環保」，到現在的「吃素救地球」，證嚴上人無時無刻都在鼓勵大家茹素，而響應的人也愈來愈多。茹素這麼多年，體會到不只是「口素」，也要「心素」，心靈的慈悲也是一種不殺生，希望人心再也沒有恐慌，社會祥和，普天之下再也無災難。

輕素食譜

防癌抗癌活力餐

【改善疲勞的食物】

全麥穀類、大豆、花生、馬鈴薯、甘薯、海帶、紫菜、海苔、綠花椰菜、酵母（不包糖衣錠的健素糖）。

推薦食譜：地瓜糙米飯、綠豆薏苡粥、蜜滷大豆花生、涼拌薑絲海帶苗、青花鮑魚菇（前一章節〈適合糖尿病患者的高纖蔬食〉有附作法）。

【對抗壓力的食物】

新鮮蔬菜水果、酵母、所有海產類植物、堅果類、未過度加工的豆製品。

推薦食譜：味噌海帶苗豆腐湯、鳳梨苦瓜湯、新鮮水果凍、芝麻杏仁糊。

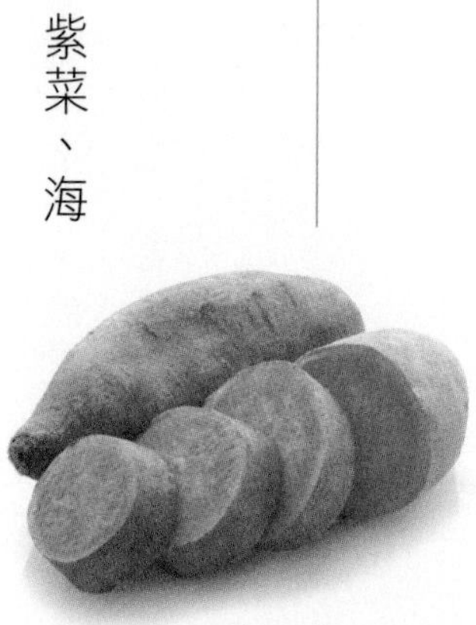

預防貧血的食物

海產類植物、深綠色蔬菜（特別是綠花椰菜、甜菜、甘藍菜芽）、酵母、馬鈴薯、甘薯、豆製品。

推薦食譜：紫菜豆腐羹、黑豆漿（加酵母粉更佳）、味噌馬鈴薯、海帶絲拌豆乾絲、拌毛豆莢。

增強免疫力的食物

胡蘿蔔、南瓜、地瓜、深綠色蔬菜、酵母、海產類植物、全穀類。

推薦食譜：蜜地瓜（上面撒炒香的白芝麻）、當歸枸杞素鰻（加蓮子）、龍鬚菜炒豆腐乾絲、紫菜拌豆乾皮、果菜汁。

消除肩酸痛、手腳冰冷症的食物

深綠色蔬菜、酵母。

推薦食譜：薑絲麻油紅鳳菜、枸杞麻油川七。

第五章

其他疾病的防治

腸胃系統

神經系統

其他器官系統

傳染病之預防

【速素來見證】生生世世全家素——花蓮慈濟醫院婦產部副主任高聖博

【輕素食譜】活力蔬果料理——大林慈濟醫院營養治療科

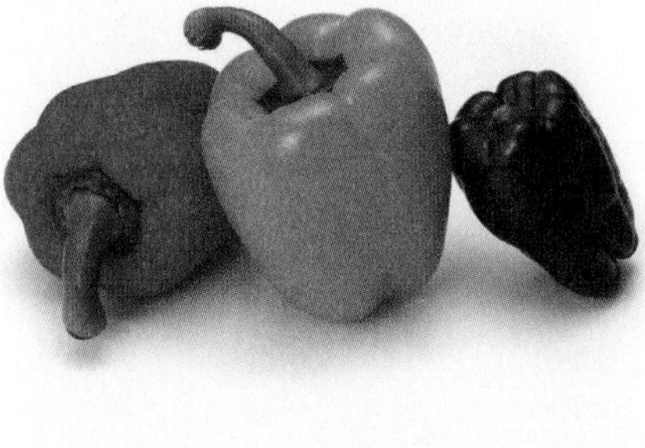

腸胃系統

因為素食含纖維量高，讓食物逗留在胃裡的時間較長，延長消化的時間，另外纖維質可刺激腸子蠕動，所以糞便較多、較軟；相反地，肉食者因食物中含纖維質較少，常會發生便秘及大腸憩室病，如果攝取富含纖維質的食物則可以避免這些問題。

常攝取低纖維質的食物可能導致局部性的小腸發炎及大腸道發炎的機率，高纖維質食物可以改善這些症狀。另外，素食可以促進腸道中氮氣的排出，降低阿摩尼亞的製造，有益於肝昏迷的治療。

肉食者得膽結石的機會要比素食者多兩倍半，另外素食者得急性盲腸炎而需緊急開刀的機率是非素食者的一半。總而言之，素食可強化消化系統的功能，預防及治療種種消化系統的疾病。

神經系統

失智症在人口的比率上是隨著年齡而增加的。八十歲以上的老人，有二十％患有此病，隨著臺灣人口的老化，得老人失智症的病人會愈來愈多，將造成社會的一大負擔。

造成失智症的原因有很多，任何能夠造成腦部傷害的疾病，都可以引致失智症。頭部外傷常會造成失智的後遺症，病毒或細菌所引起的腦膜炎或腦炎也常伴有失智現象，結核菌、黴菌、甚至寄生蟲所引起的中樞神經破壞也可能引起失智。

近幾年來，由牛肉裡的蛋白質所傳染的狂牛病更是以失智為主要表徵。腦本身產生的腫瘤，或是其他部位的惡性腫瘤轉移到腦部，都可能造成失智症的徵兆。另外，維生素的缺乏，特別是維生素B1、B12及內分泌失調（像甲狀腺機能不足，腎上腺機能不足等）亦可能引起失智症狀，還有血糖過低，酒精、其他重金屬、藥物的中毒亦可引起失智症。

一般說來，五十歲以上老人最常見的失智症，是循環不良或多次中風所引起的缺血性失智，或腦細胞因年紀的關係逐漸退化而引起的老人失智症。

老人失智症病情發展非常地緩慢，發病至死亡平均約八年。記憶力衰退常是最早的徵兆，慢慢地越來越嚴重，加上憂鬱，煩燥，甚至幻覺等症狀，有時合併有抽搐的現象，是一種腦神經細胞退化的疾病。最近研究發現，其成因與腦血管硬化有直接的關係，而素食可以減少血管硬化，預防或延遲老人失智的發生。

其他器官系統

痛風是因為體內尿酸過高，沉澱在關節裡而引起的。以前的人認為痛風是一種富貴病，只有有錢人吃太多肉、喝太多酒才會得到，這不無道理，因為肉類是人體內尿酸的主要來源，多食肉類，尤其是動物的內臟，血中尿酸自然升高，容易犯痛風。

對罹患氣喘的病人，素食可降低對種種藥物的需要量。對皮膚病及關節炎的病人，素食亦可改善其症狀。素食甚至對紅斑性狼瘡亦有幫助。女性素食者罹患經期不調或飲食不正常的人較少，並且對於停經後的骨質疏鬆症有預防的作用。素食中高澱粉質可以幫助需要耐力的運動員，另外素食不僅可以降低腎臟症候群病人血中的高脂肪質，而且還可以大幅降低尿中的蛋白質，進而減少水腫，改善其症狀。

傳染病之預防

動物有血、有肉，與人體的構造極類似。所以有許多病毒、細菌、寄生蟲，不僅可以在動物體內生存，亦可以在人體裡繁殖而造成疾病，最好的例子就是大陸南方人愛吃醉蟹所引起的「肺蛭」，因為寄生在螃蟹肺部的蛭蟲未經煮熟，進入人體，可以由胃壁穿孔至肺部及腦部，造成莫大的傷害。

牛肉絛蟲、豬肉絛蟲也都是藉由肉類傳染，另外因吃生蠔引起的肝炎、吃雞肉引起的沙門桿菌赤痢，以及過去引起恐慌的英國狂牛病，都是經由肉食直接傳染疾病的最好例子。

一九九七年的諾貝爾醫學獎頒給美國加州大學的生物學家史坦利普魯希納（Stanley Prusiner）。普魯希納從一位患有失智症的病人身上發現到一種前所未見的致病媒介——傳染性蛋白顆粒（Prion），這種既不是細菌、病毒，也不是黴菌或寄生蟲，卻可以傳染狂牛病的物質，為醫學界開拓出重要的領域，或許還有許多像這樣的Prion傳染其他疾病，只是我們還沒有發現。

最近在國外，從肉類食品中發現了一隻抗藥性頑強、對最強的萬古黴素都有抵抗力的腸內球菌在住院病人中傳開，所有的抗生素都沒有效，造成許多死亡，令醫師們束手無策。在追查傳染的過程中，研究者發現，原來這些細菌隱藏在肉類食品中，經由人的消化道而傳染，因為在肉食者的糞便中可以找到這種細菌，而在素食者的糞便裡絕對找不到，因此肉食者本身變成了帶菌者。若要避免這些可怕的疾病，最好的方法就是素食。

老祖宗「病從口入」的提醒是完全正確的，對於我們要吃的食物一定要非常地小心。植物性的食物，其構造及新陳代謝與人類大不相同，而且植物所含的一切成分，要經過大地的過濾，所以非常安全，不容易傳染疾病，動物性的食物則恰好相反，其構造及新陳代謝與人類極類似，常是種種疾病的最好媒介。

生生世世全家素——

花蓮慈濟醫院婦產部副主任高聖博

老家在臺南市將軍區，因為靠海，常吃海產也就不足為奇。即使後來因工作的關係定居北部，家人還是常常寄來家鄉的海鮮，加上從小就偏愛炸雞、肉類等食物，吃素，對我而言幾乎是遙不可及的事。

偶然間，因為環保而接觸慈濟，因此有幸聽聞上人的法語，了解到真正的做人道理，也更加投入志工行列，守志持戒，為人群付出；然而，獨獨吃素這一件事，一直做不到。直到二〇〇三年五月，也就是SARS那段期間，為了響應上人的呼籲，「虔誠一念心，全球無災難，齋戒一個月，身心保安康」，於是上網簽署要吃素一個月。還記得當時看到有人在網路發願要「生生世世」都吃素，我和我家師姊都直呼「怎麼可能！」

以前在臺北上班時，平均一個月接生三、四十位新生兒，而且門診常常從下午一直看到半夜十一點多，非常耗費體力，尤其每當中途用過晚餐後，總感到無比疲憊。茹素之後，這樣的疲憊感明顯地改善，人也顯得比較有精神。後來，看了一些相關書籍才知道，因為素食食物中的蛋白質分解為氨基酸後，不太需要經過肝臟的轉換及代謝，就能成為身體所需的氨基酸；而且，也會減少腸胃消化吸收所耗損的熱量，自然就不容易感到疲憊了。

另一方面，由於婦產科醫師接生是不分日夜的，以前，如果熬夜或睡不好，隔天血壓就會飆高，甚至流鼻血。茹素後，每次量血壓都維持在一二〇／七〇的正常值。而長期以來因為飲食不正常或生活過於忙碌所引起的便秘、腹瀉問題，也自然消失了。

我常常想，如果仍然維持以前的飲食習慣，再加上長期處在壓力大、熬夜等等的狀況，而且又沒有時間運動，那麼，現在的我，可能早已罹患高血壓、糖尿病，甚至更多的慢性病了。而吃素，雖然無法完全避免這些慢性病，但至少可以延緩很多慢性疾病的發生，這樣就有相對充裕的時間去爭取健康的空間，開始改變生活習慣、開始去運動等等。

除了我個人之外，當時六歲的女兒因為有過敏體質，腳背上有一大片像是蕁痲疹的突起，看了幾位皮膚科，答案都是「長大後自然就會好」。沒想到，在她吃素不到三個月，腳背上的突起自動不見，雖然不清楚真正的原因，但未免也太巧合了。而且，原本擔心素食會影響孩子的發育，但是，看著眼前我們家那位壯碩的「小泰山」（小兒子），我想，一切都是多慮了。

當然，後來我們又上網將當初的「齋戒一個月」改成「生生世世」都吃——素——囉。

輕素食譜

活力蔬果料理

大林慈濟醫院營養治療科

五彩青蔬

料理設計：營養師／張桂華、廚師／簡文己

材料：紅甜椒二十克、黃甜椒二十克、青花菜五十克、茭白筍五十克、生香菇十五克

調味料：油、鹽二克、胡椒一克、香油三西西、太白粉水適量

作法：

1.將紅甜椒、黃甜椒、青花菜、茭白筍、紅甜椒、生香菇切塊後，燙熟撈出備用。

2.平底鍋燒熱，加入油，再加入上述所有材料及所有調味料炒拌均勻。

3.加入太白粉水勾薄芡，淋上香油即可。

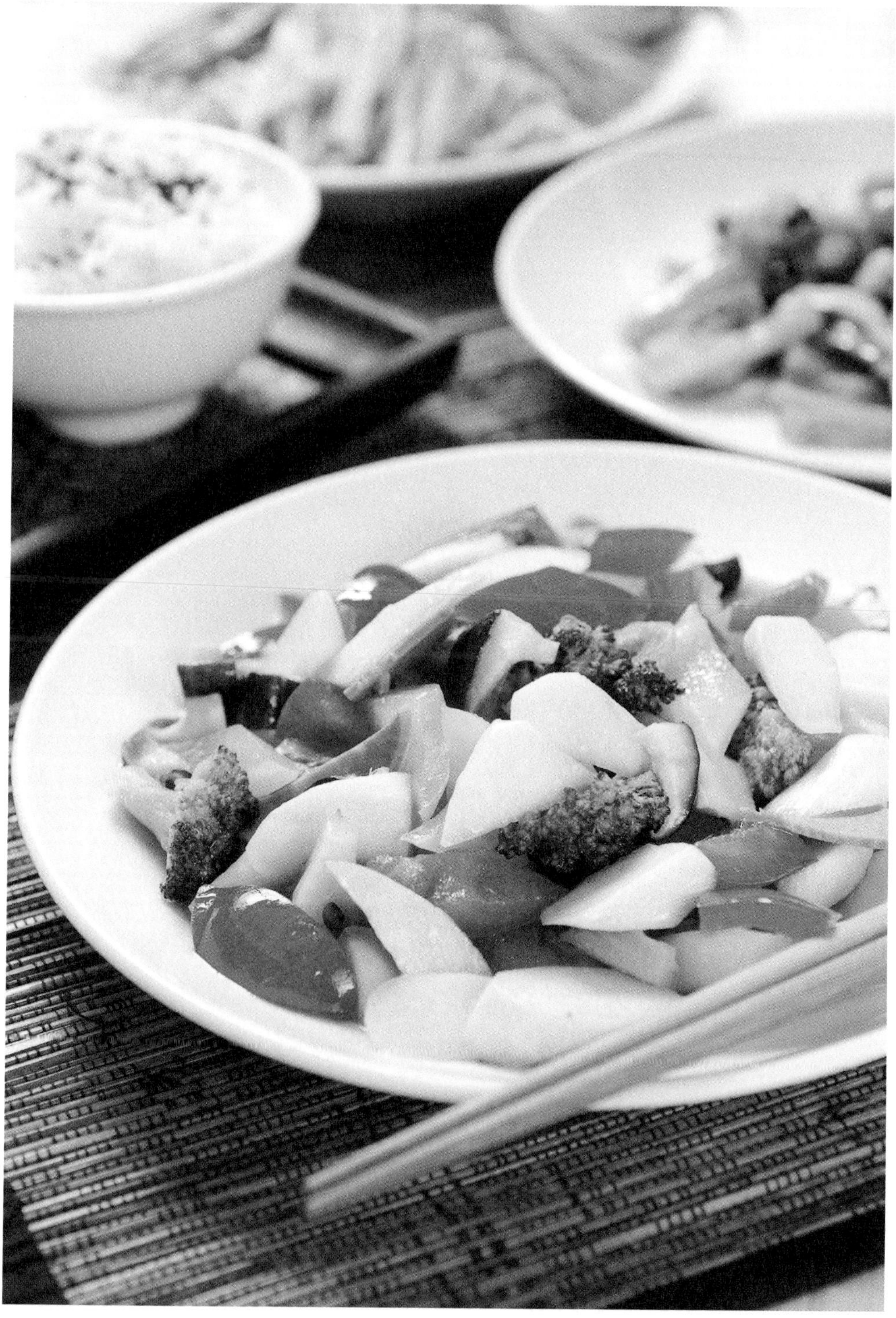

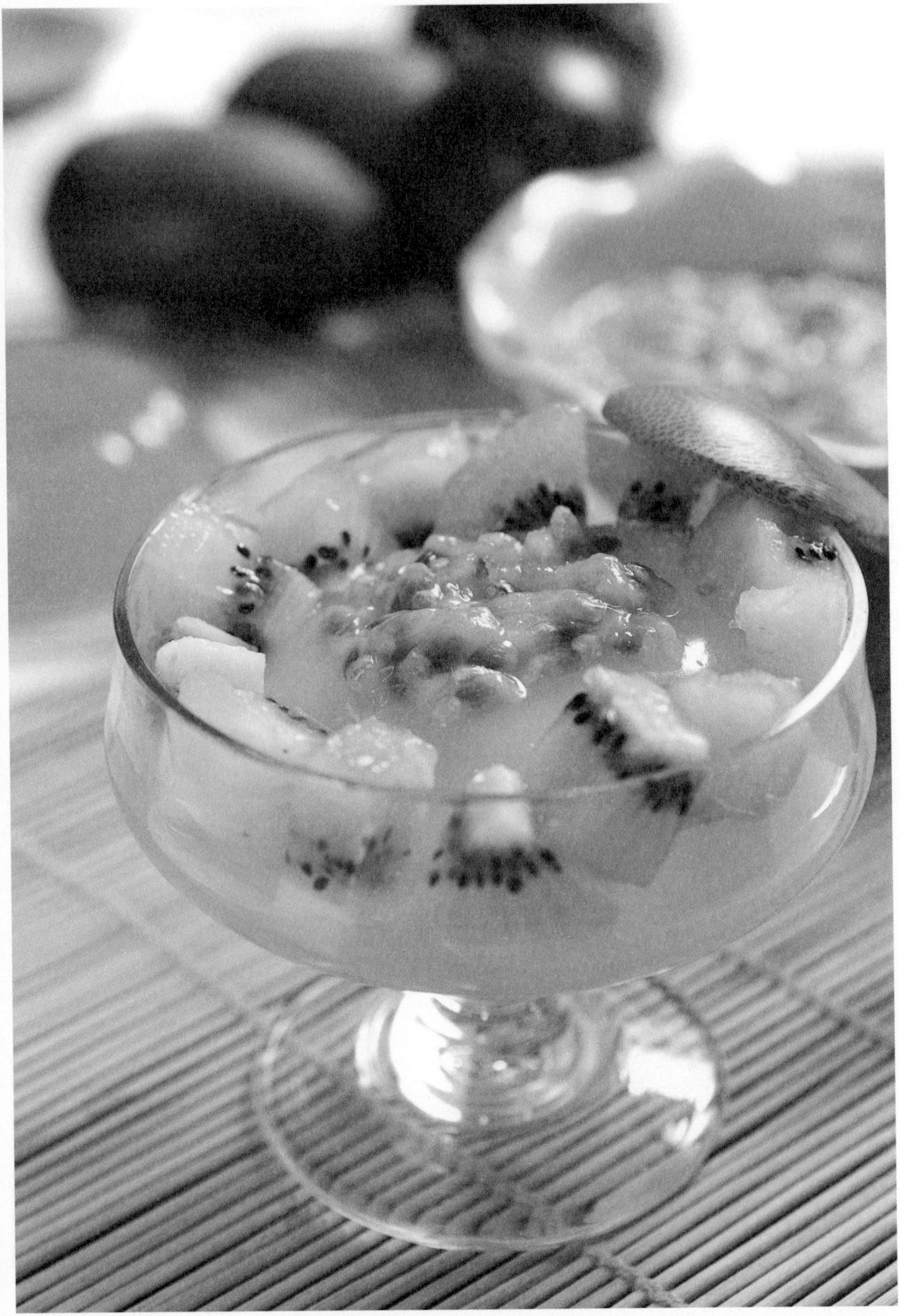

杏仁水果凍

料理設計：營養師／張桂華、廚師／簡文己

材料：

A.杏仁凍材料：吉利T三克、熱水八十西西、冷水二十西西、杏仁粉十克

B.奇異果一顆、百香果二顆

作法：

1.製備杏仁凍：用八十西西熱水將杏仁粉調開，再用二十西西冷水將吉利T調開，將兩者攪拌均勻，倒入模型中放涼後置於冰箱冷藏至凝結。

2.奇異果切片。

3.將杏仁凍擺入盤內，排上奇異果片，再淋上百香果汁即可。

註：一般食譜會寫「吉利丁」，但吉利丁其實是一種動物膠，是抽取動物的骨頭及蛋白質中的膠凍成分。素食者則用「吉利T」，是一種植物性凝膠。「明膠」也是動物膠的一類。

薰衣草水果養生茶

料理設計：營養師／王子南、廚師／林秀蓮

材料：乾燥薰衣草三茶匙、熱水三百西西、蘋果四分之一顆、奇異果半顆、香蕉半根、蜜桃少許

作法：

1. 薰衣草以熱水泡製三百西西備用。
2. 水果皆切丁備用。
3. 蘋果、奇異果、香蕉及蜜桃依序放入薰衣草茶中，泡約十分鐘即可飲用。

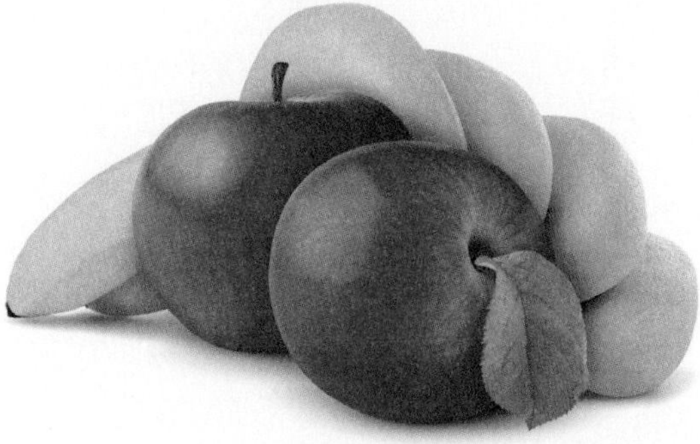

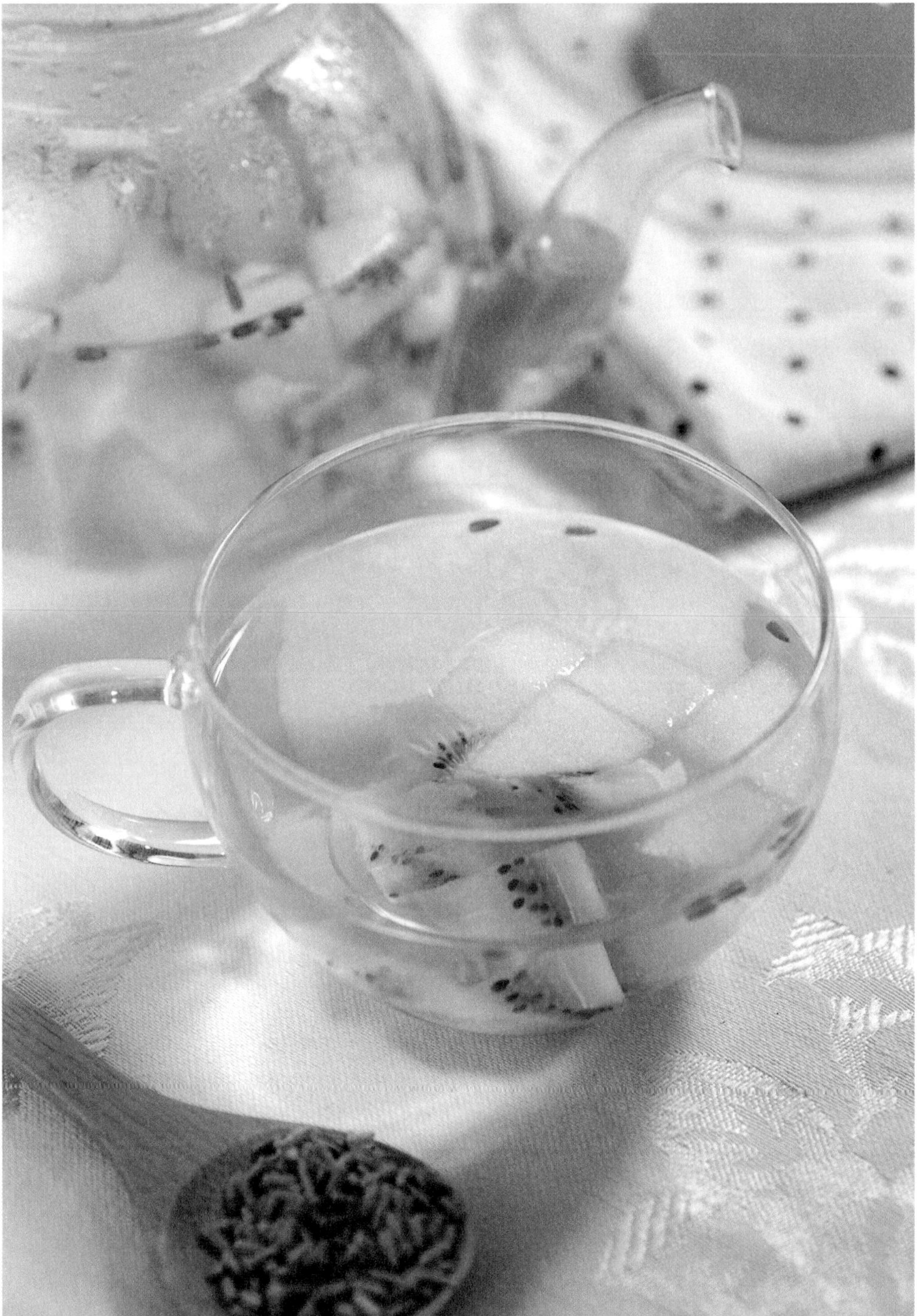

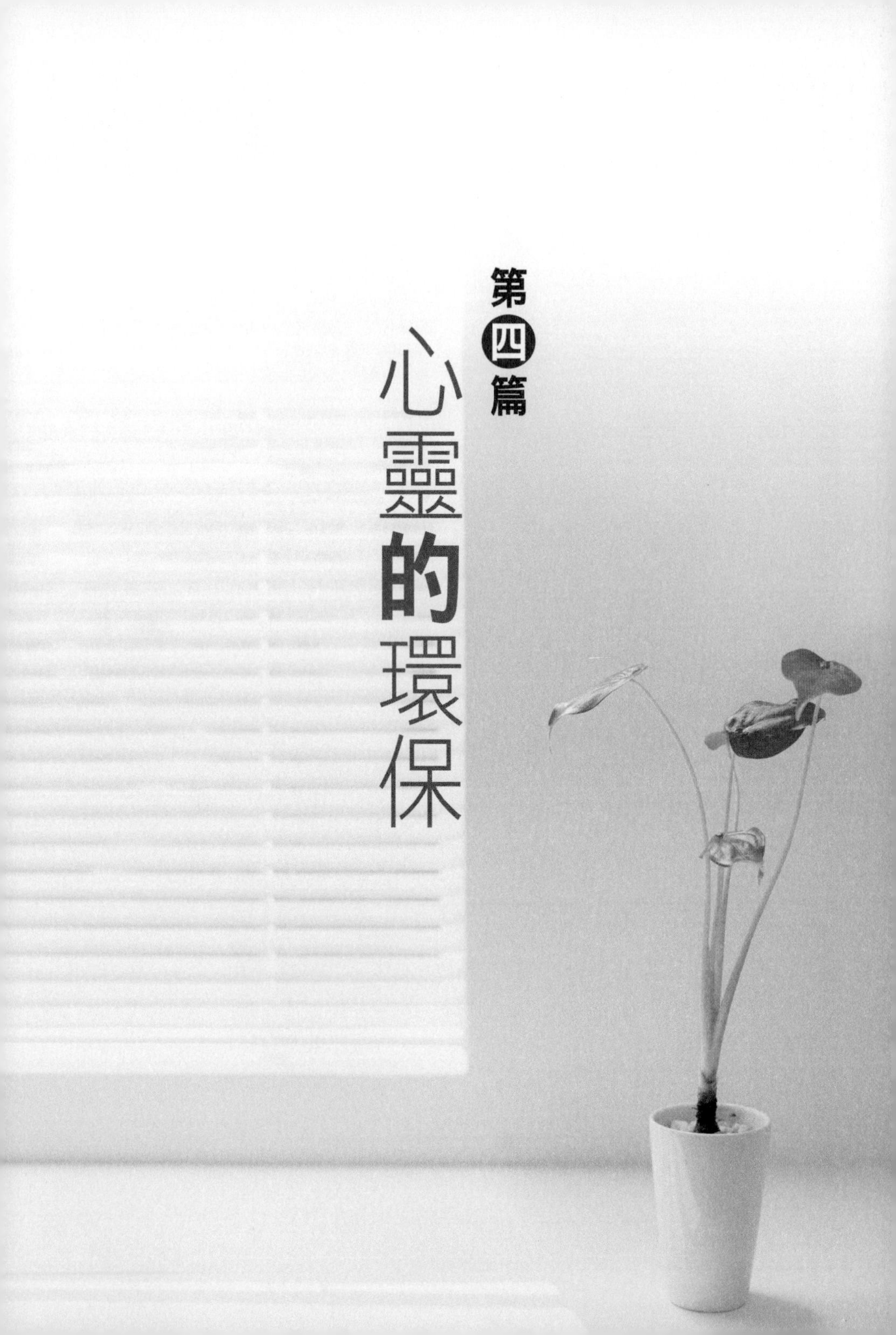

第四篇 心靈的環保

其他宗教素食護生

安心睡、快樂吃、歡喜笑、健康做

子孝孫賢，美滿家庭

護生慈悲，事事順利

社會祥和，世界平安

【速素來見證】身體力行帶動茹素——表演藝術家潘麗麗

重拾健康感恩茹素——知名演員尹昭德

結語：素食促進身心靈的健康

其他宗教素食護生

大家或許都知道信仰大乘佛教者，皆採取素食不殺生的飲食方式，其實還有不少其他宗教與宗教家也提倡素食。

二〇〇五年十一月號《國家地理雜誌》專文探討長壽的祕訣，在全世界找到三個族群並進行深入的了解，其中之一是美國南加州的羅瑪琳達市（Loma Linda），人口約兩萬三千多人，居民中百歲人瑞比例很高，罹患常見疾病的比例則低得多，身體也較健康，比加州其他地區平均壽命長六年二個月。他們為什麼會長壽且非常健康呢？科學家對他們做過研究。發現當地居民都是「基督復臨安息日會」的信徒，由於嚴守教義，每逢星期六遵守安息日，那天他們和教會的其他成員交往，享受一段「與神同在的時光」，這樣有助於他們抒解壓力。飲食上則是少肉多蔬果，甚至完全素食，力行「新起點健康生活計畫（NEWSTART lifestyle program）」（註一）。

臺灣的醫療院所，除了慈濟醫院各院區外，還有一家提供植物性素食的「基督復臨安息日會臺安醫院」。臺安醫院自一九九七年由美國姊妹醫學機構「威瑪健康學院（Weimar Institute of Health & Education）」引進累積了三十多年研究經驗的「新起點健康生活計劃」，輔導民眾以「健康生活型態（Health lifestyle）」獲得預防疾病發生與病情改善的健康觀念及生活體驗。

其所倡議的「八大健康原則」包括：營養（Nutrition）、運動（Exercise）、水（Water）、陽光（Sunshine）、節制（Temperance）、空氣（Air）、休息（Rest）、心靈依靠（Trust）。其中的營養觀念也就是簡單烹調及天然食材的原則，包括無提煉油、無蛋、無精製糖、低鹽量、高纖維的理念（註二）。

世界著名的素食營養專家布蘭達．戴維斯（Brenda Davis）女士於二〇〇九年來臺灣參加國際慈濟人醫會年會，並分享她在素食營養學上的實務與經驗。她以運動、烹調、營養衛教，指導馬歐爾島居民，從飲食及生活型態上改變，成功戰勝糖尿病。布蘭達表示，位於太平洋的馬歐爾群島，六十多年前是沒有第二型糖尿病的，居民過去多攝取蔬果、魚，但因環境改變，絕大部分食品都仰賴進口，島民的飲食演變成只吃兩大類食物：加工食品和高脂肉製品。當地的小孩從早上七點就開始喝可樂、吃速食當早餐，滿口爛牙。高糖、高鹽、白麵粉等西化飲食，加上缺乏運動，馬歐爾群島成了全世界第二型糖尿病盛行率最高的地區之一，成年人約五〇%都有第二型糖尿病。

經過美國國防部與羅瑪琳達大學（Loma Linda University）合作，布蘭達帶著團隊在二〇〇六年開始在當地進行康復計畫。從最基本的生活型態改變，在島內推動素食飲食，在很短的時間內即獲得良好成效，目前只有少部分人需要靠胰島素藥物治療。這項康復計畫的重點是，參加者三餐到計畫中心用餐，她設計的飲食以高纖、低鹽、低糖、全食物、核果等組合而成，並規劃運動、烹調、營養衛教，短短兩週，一些參加者就高興地說，「我的腳疼痛消失了」，還有人變瘦了。布蘭達說，這是一道「生活型態」良藥，不用吃任何的藥，只要正確的素食營養，加上適度的運動，就能讓馬歇爾島民不再受糖尿病纏身。

本身已經素食二十多年的布蘭達堅信，既然要素食，就一定要吃得很健康，才能為素食健康代言。她提醒大家擺脫再製品、加工品，尤其是反式脂肪絕對不能碰，平日多攝取低糖、低鹽、高纖維，以核果種子攝取脂肪和油，即使不吃蛋、不喝奶，慎選食物，照樣可以攝取到足夠的蛋白質。

在威爾・塔托博士的《和平飲食》書中也告訴我們，西元七世紀的基督教神祕大師聖以撒問：「慈善的心是什麼？它是一顆燃燒著愛的心，愛所有萬物，人、鳥、禽獸……它無法忍受看見或聽到任何其他生命受苦……」。十八世紀循道宗創辦人約翰・衛斯理寫道：「在我心裡，我相信對耶穌基督的信心，能夠、並且帶領我們，不只關心其他人類福祉，更擴大我們關心的範圍，到我們後院的鳥、河裡的魚、地球表面上的每一個生命上。」（該書第二百頁。）

註一：http://ngm.nationalgeographic.com/ngm/0511/feature1/

註二：http://www.tahsda.org.tw/nutrition/main.php?mode=category&categoryID=1

安心睡、快樂吃、歡喜笑、健康做

「民以食為天」，在一個人的生命中，飲食是非常重要的一部分，在原始時代，食物的獲得全靠個人努力，弱肉強食本是動物圈內的自然現象，但是隨著社會文明的進步，農業的發達，人類對於食物也就有所選擇，其實並不一定要殺害其他有血有肉的生靈用以充飢，才能夠生存下去，可是肉食的習慣，卻一直延續下來。

由於社會價值觀的影響，「山珍海味」變成人們爭相獲取的目標，事實上，在現今社會，肉食已不再是求生存必需的途徑，反而變成是人們貪圖口欲、滿足虛榮的一種手段。

素食者能夠了解眾生平等，放棄自己的口欲、戒除殺生的那分悲心，正是修心養性的起點，走上菩薩道的第一步，再加上「肚子裡沒有其他眾生肉」的那分平靜自在的心情，自然會常生智慧，乃是修福修慧的最佳捷徑。

另一方面來說，肉食者為了口欲，不惜殺生食肉，把自己的快樂建築在其他眾生的痛苦上，如何能夠擁有慈悲的心腸？所以經云：「夫肉食者，斷大悲種。」一個人要修身養性，到達慈悲喜捨的境界，要能夠輕安自在，能夠常生智慧，首要從素食著手。

子孝孫賢，美滿家庭

詩云：「莫道群生性命微，一般骨肉一般皮，勸君莫打三春鳥，子在巢中望母歸。」所有眾生與人一樣，都有父母，都有兄弟姊妹子女，所以心性慈悲之人，不會貪圖一時的口欲而任意傷殘物命，即所謂「己所不欲勿施於人」。

再者從佛教因果輪迴的觀點上看，所殺害的也許是過去生的父母或多生眷屬，唐朝寒山大師道「六道輪迴苦，孫兒娶祖母，牛羊席上坐，六親鍋內煮。」所以我們對於一切眾生皆當生起悲憫之心，絕不可輕動殺機，既不忍傷其性命何敢食其肉骨？

在一個家庭裡面，言教雖然有益，身教更是重要，父母親的一舉一動，都是孩子們爭相學習的對象，為人父母要是吃素的話，那分不貪口欲，尊重眾生及其眷屬的精神，能夠讓孩子們深深體會到生命之可貴，知道如何來尊重其他的生命，這亦是兒女孝順的根本，因為兒女要是能夠尊重其他生命及其眷屬，那麼對於自己的父母一定會更加敬重。這樣父母仁慈，子女孝順的家庭，必定家庭美滿，子孝孫賢，「積善之家必有餘慶，素食之人自是多福」就是這個道理。

護生慈悲，事事順利

莫道所食之肉，並非親手所殺而來，所以沒有惡業，君不見屠夫也在推卸責任，每宰豬之時會唸著：「豬呀豬呀你莫怪，你是人間一道菜，他不吃，我不宰，你向吃肉的人去討債。」

《楞嚴經》上記載：「汝等當知，是食肉之人，縱得心開，似三摩地，皆大羅剎，報終必沉生死苦海，非佛弟子，如是之人，相殺相吞，相食未已，如何是人得出三界？」又言：「食肉之人，死墮惡道，受無量苦。」一再說，食肉之人在現今社會裡，你爭我奪，永遠在苦海裡打轉，要能夠逃脫輪迴，談何容易？

一個人事業要成功，除了自己努力外，要排除許多困難，還需要許多人的幫忙，要是為了貪一時的口欲，不惜殺生，造成無限的惡業，這一股眾生的怨氣環繞著他，乃是一個人事業成功最大的障礙。經云：「食肉之人，諸天遠離，眾生怖畏！」又云：「食肉之人，所求功德，悉不成就。」主要就是說，一個人得不到其他人的幫助，事情如何能夠順利、能夠成功？

相反地，素食之人不僅不會造那麼多的惡業，也沒有眾生的怨氣來阻撓他的事業，更會有許多的朋友來幫忙他，更重要的是那一分滿懷慈悲，輕安自在的心靈，是無往而不利的，不管做什麼事，都可以得心應手、心想事成，這是事業成功的最主要原因。

社會祥和，世界平安

《大戴禮記》：「食肉，勇敢而悍，食穀，智慧而巧。」喜歡吃肉的人，沿襲動物的這一股「獸性」，脾氣自然比較暴躁，喜歡動干戈，而吃素之人不需要面對這些被殺害的動物怨氣，內心自然平靜，容易產生智慧，所謂「不做虧心事，半夜鬼敲門不驚」，這種與世無爭的態度，才是人類和平安定的最主要支柱。

所以在一個肉食的社會，你殺我伐，是造成世界戰亂的最主要原因。慈壽禪師偈：「世上多殺生，遂有刀兵劫。」願雲禪師詩云：「千百年來盌裡羹，怨深似海恨難平，欲知世上刀兵劫，但聽屠門夜半聲。」因果輪迴報應，絲毫不爽，這些無辜的動物被殺害的這股怨氣，如何能夠消除？尤其是大家累世因為肉食而造出來的「共業」，乃是當今社會混亂、治安不良、世風日下、人心不古的最主要原因。再說，在一個社會裡，大家要大「公」而無「私」，要是每人都有「私」心貪圖口欲、不惜殺生，把自己的快樂建築在別人的痛苦上，社會如何能安定？世界如何能太平？當今社會混亂，治安不良，移民國外並不是根本解決的辦法，唯有提倡素食，放棄自己的「口欲」，斷除殺機，養成大家的慈悲心，才能時時產生智慧，才能發揮大公無私的精神，來促成社會國家的安定，進而為這世界創造一股清流，這才是根本的解決方法。所以唯有全面推廣素食，讓全世界的人類都能輕安自在，才能夠祥和社會，締造平安無災的世界。

身體力行帶動茹素——表演藝術家潘麗麗

潘麗麗二十一歲就進入演藝圈，她從歌仔戲起家，而後參與電視劇、電影演出，二、三十年來認真敬業，二〇〇八年還榮獲韓國首爾電視節國際影后的殊榮。

潘麗麗於二〇〇二年開始參加大愛劇場的演出，第一齣是《人間友愛》，從此與慈濟結緣。二〇一一年五月，潘麗麗應邀參加慈濟以花蓮為起點的全臺「慈悲三昧水懺經藏演繹」。

當經文的音樂一起，潘麗麗不自主地感動落淚，感受到法水洗滌心靈的力量，當下，她發願茹素。「以前覺得吃素很遙遠，在還沒參加（經藏）法會之前，只有吃早齋或初一、十五。入水懺要齋戒，但對我們演藝人員並不嚴格要求，不過排練時（慈濟志工所做）的素食很好吃。」

過去潘麗麗覺得只要「當演員盡自己的本分，把小孩照顧好」，接觸慈濟這幾年來讓她思考，該用心無所求的付出大愛，茹素是個好的開始。

自己身體力行了一陣子之後，潘麗麗高興地發現，在劇組一起工作的夥伴與演員，因為看她訂的素食便當，可口清爽又不油膩，「很多人會跟進，就能多影響一些人吃素食！」

整理自大愛電視《大愛人物誌》節目內容

重拾健康感恩茹素——知名演員尹昭德

尹昭德，國立藝術學院戲劇系、戲劇研究所畢業，表演基礎紮實，擁有豐富的舞臺劇經驗。一九九四年因飾演電影《飛俠阿達》中主角阿達而聞名，之後在電視劇、電影、舞臺劇都有不錯的表現。

近年參與許多齣大愛劇場演出，發揮精湛演技於《臺九線上的愛》飾演玉里慈濟醫院張玉麟院長、《回甘人生味》闡述從打老婆變成謙謙君子的慈濟志工柯國壽、《真心英雄》中演繹從老師變為執法警察的張明得等等性格鮮明的角色。

尹昭德從高中就開始過著素食的生活。會接觸素食，是因為尹昭德在讀高中時，租住在一位老師的家，老師家中設有佛堂，供應的餐點都是素食，尹昭德就是從那時開始吃素。「以前每天起床就猛打噴嚏的情況就此改善許多。」十八歲開始吃素的他，兩年後的鼻病過敏不藥而癒。

後來認識無肉不歡的另一半，尹昭德並沒有要求太太改變飲食方式。但尹昭德在三十九歲那年突然得到怪病，反覆發燒又暴瘦，曾一度找不出病因，焦急的尹太太表面鎮定但內心暗自發願吃素，祈求先生能健康平安；很奇妙地，兩天後就在花蓮慈濟醫院檢查出是結核菌引發的腹膜炎，對症下藥後逐漸康復，生活也回復正常。尹太太從此跟尹昭德一起吃素，而原本困擾尹太太的腸胃不適問題，也不藥而癒。

內容摘自《大愛之友》雜誌

結語：素食促進身心靈的健康

綜合近年來科學研究結果顯示，素食含有足夠的蛋白質、較高的纖維質、抗氧化劑、較低的飽和脂肪及豐富的鉀、鎂等礦物質，這不僅可以供給足夠的營養、預防疾病、延長壽命，還可以大幅地降低死亡率、尤其是心臟血管疾病及癌症的死亡率。

現代醫學研究已經證明，常見的慢性疾病，像高血壓、糖尿病、心臟病、腦血管疾病及多種的癌症，都與飲食有密切的關係，素食可以降低血中膽固醇及低密度脂肪的濃度，因而延遲血管硬化，而且對其他器官系統都有好處，如降低血壓、改善身體，增加對胰島素的敏感性，減少得糖尿病之可能等等。

素食者較少得消化道癌、膽結石、便秘、痔瘡、大腸憩室疾病及盲腸炎，素食還可以緩和老化的速度，幫助腎臟病患者的健康獲得改善及減少得慢性病的機會，降低醫療費用，並避免食用動物肉類帶來的傳染病，是一種不需花費，沒有副作用的最佳預防及治療的飲食方式。

素食對個人的健康、心靈、事業、家庭、甚至整個國家、社會都有正面的影響，對於全世界的地球環境保護及資源的運用更有莫大的好處，值得我們極力推行。

國家圖書館出版品預行編目資料

素食健康‧地球與心靈 / 林俊龍.
-- 初版. -- 臺北市：經典雜誌，慈濟傳播人文志業基金會，2012.09
256面；15 x 21公分
ISBN：978-986-6292-34-7（平裝）
1.素食主義 2.素食食譜 3.健康飲食
411.371 101018427

素食健康‧地球與心靈

作　　者／林俊龍
發 行 人／王端正
總 編 輯／王志宏
叢書編輯／朱致賢、張嘉玲
責任編輯／曾慶方
文字編輯／曾慶方、黃秋惠
封面攝影／謝自富
內頁攝影／黃世澤
美術指導／邱宇陞
美術編輯／蔡雅君
特別感恩／花蓮慈濟醫學中心總務室供膳組江月貞組長與何榮隆、莊景祿、柯文峰三位廚師協助食譜料理示範；慈濟志工翁瑩蕙師姊、花蓮慈院營養組劉詩玉組長協助食譜設計與內容修訂；慈濟志工高淑慧師姊、廣橋雅子師姊提供餐具與擺飾；慈濟基金會醫療志業發展處人文傳播室策畫、編輯與校對。
出 版 者／經典雜誌
財團法人慈濟傳播人文志業基金會
地　　址／台北市北投區立德路二號
電　　話／02-2898-9991
劃撥帳號／19924552
戶　　名／經典雜誌
製版印刷／禹利電子分色有限公司
經 銷 商／聯合發行股份有限公司
地　　址／新北市新店區寶橋路235巷6弄6號2樓
電　　話／02-2917-8022
初版一刷／2012年09月
三版一刷／2021年04月
定　　價／新台幣300元

ISBN 978-986-6292-34-7(平裝)
Printed in Taiwan